Dr. Harry van der Bruggen

Pflegeklassifikationen

Aus dem Niederländischen von Martin Rometsch

Deutschsprachige Ausgabe herausgegeben
von Prof. Dr. Theo Dassen

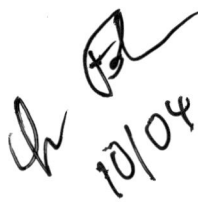

Verlag Hans Huber
Bern · Göttingen · Toronto · Seattle

Dr. Harry van der Bruggen Hochschuldozent der Fachgruppe Pflegewissenschaft
an der Universität Maastricht, NL-Maastricht. E-Mail: H.vanderBruggen@zw.unimaas.nl

Herausgeber der deutschsprachigen Ausgabe:
Prof. Dr. Theo Dassen
Humboldt Universität – Charite
Medizinische Fakultät: Institut für Medizin-, Pflegepädagogik und Pflegewissenschaft
Ziegelstrasse 5
10098 Berlin
E-Mail: theo.dassen@charite.de

Die Deutsche Bibliothek – CIP Einheitsaufnahme

Bruggen, Harry van der:
Pflegeklassifikationen / Harry van der Bruggen.
Aus dem Niederländ. von Martin Rometsch.
Dt.-sprachige Ausg. hrsg. von Theo Dassen. –
1. Aufl. – Bern ; Göttingen ; Toronto ; Seattle :
Huber, 2000
(Hans Huber Programmbereich Pflege)
Einheitssacht.: Verpleegkundige Classificaties <dt.>
ISBN 3-456-83295-8

Das vorliegende Buch ist eine Übersetzung
aus dem Niederländischen. Der Originaltitel lautet
«Verpleegkundige classificaties» von Dr. Harry
van der Bruggen.
© 1998. Uitgeverij KAVANAH, NL-Dwingeloo

1. Auflage 2002 by Verlag Hans Huber, Bern
© der deutschsprachigen Ausgabe 2002 by
Verlag Hans Huber, Bern

Anregungen und Zuschriften an:
Verlag Hans Huber
Lektorat: Pflege
z. Hd.: Jürgen Georg
Länggass-Strasse 76
CH-3000 Bern 9
Tel: 0041 (0)31 300 45 00
Fax: 0041 (0)31 300 45 93
E-Mail: georg@hanshuber.com

Lektorat: Jürgen Georg
Herstellung: Peter E. Wüthrich
Titelillustration: pinx. Winterwerb und Partner,
Design-Büro, Wiesbaden
Satz: Sbicca & Raach sagl, Lugano
Druck und buchbinderische Verarbeitung:
Druckhaus Beltz, Hemsbach
Printed in Germany

Die Verfasser haben größte Mühe darauf verwandt,
dass die therapeutischen Angaben insbesondere
von Medikamenten, ihre Dosierungen und
Applikationen dem jeweiligen Wissensstand
bei der Fertigstellung des Werkes entsprechen.
Da jedoch die Pflege und Medizin als Wissenschaft
ständig im Fluss sind, da menschliche Irrtümer
und Druckfehler nie völlig auszuschließen sind,
übernimmt der Verlag für derartige Angaben keine
Gewähr. Jeder Anwender ist daher dringend
aufgefordert, alle Angaben in eigener
Verantwortung auf ihre Richtigkeit zu überprüfen.

Die Wiedergabe von Gebrauchsnamen, Handels-
namen oder Warenbezeichnungen in diesem Werk
berechtigt auch ohne besondere Kennzeichnung
nicht zu der Annahme, dass solche Namen
im Sinne der Warenzeichen-Markenschutz-
Gesetzgebung als frei zu betrachten wären und
daher von jedermann benutzt werden dürfen.

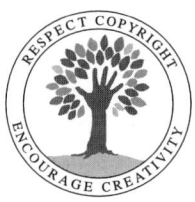

Geleitwort

Nach der Pflegeplanung, dem Pflegeprozess, den Pflegetheorien und den Pflegediagnosen, jetzt wieder etwas neues: Pflegeklassifikationen? So ist manchmal die
Reaktion meiner Studenten, wenn ich das Thema zum erstenmal anbiete. Ich
muss gestehen, dass sie damit nicht ganz falsch liegen. Obwohl, so neu ist das
Thema nun auch wieder nicht. Die NANDA versucht schon seit ihrer Gründung,
die schon 25 Jahre her ist, die Pflegediagnosen in eine Klassifikation zu ordnen.
Um bei diesem Beispiel zu bleiben: genauso wie es ein Irrtum ist, dass man in
der Pflegepraxis nicht mit Pflegediagnosen arbeitet, so ist es auch ein Irrtum, dass
Anwendung von Klassifikationen etwas neues ist; oder etwas, das weit von der
Praxis entfernt liegt. Überall wo Patienten pflegerische Betreuung erhalten, werden Pflegediagnosen gestellt, auch wenn man es so nicht nennt! Da wo pflegerische Leistungen stattfinden, wird auch klassifiziert, das heißt Probleme, Maßnahmen oder Merkmale werden geordnet. So lagen früher (oder vielleicht heute
noch) die Männer im Männersaal und die Frauen im Frauensaal. Die mobileren
Patienten in einem Großraum und die Schwerpflegebedürftigen separat. Klassifizieren ist also nichts anderes als das Zuordnen von Patienten in bestimmte Kategorien, wobei Merkmale die Kategorien bestimmen. Nimmt man sich jetzt mal
die Zeit und schreibt all diese Merkmale auf, dann entsteht unvermeidlich der
Bedarf an einer gewissen Struktur, der Klassifikation.

Dennoch bleibt die Frage offen: wozu dies alles? Diese Frage lässt sich am
besten mit einigen Beispielen beantworten.

Bei dem ICD-Code 024.1 weiß jeder Arzt, der in diesem Bereich tätig ist, dass
es sich um einen Diabetes melitus in der Schwangerschaft handelt, wobei es in
diesem Fall, um eine Frau geht, welche schon vor der Schwangerschaft eine nicht
insulinpflichtige Diabetes hatte. Man kann es einfach in der internationalen Klassifikation für Krankheiten (ICD-10) nachschlagen. Es spielt dabei keine Rolle, in
welcher Sprache die Klassifikation vorliegt. Dieses Beispiel aus der Medizin lässt
sich auch für die Pflege umsetzen. So kann jede Pflegeperson feststellen, dass der
ICNP-Code 2C.1.7.30 eine Nabelklemme ist. Oder 2B.2.3.2.5.26, was auf Therapie
mit Humor hinweist. Auch spielt es hier keine Rolle, in welcher Sprache die internationale Klassifikation der Pflegepraxis benutzt wird. Die Kommunikation in der
Pflege, einschließlich des internationalen Austausches, wird sich durch die An-

wendung von Klassifikationen erheblich erleichtern und verbessern. Obwohl die Nabelklemmen sich möglicherweise besser standardisieren lassen als der Humor. Im Notfall würde ein Schnürsenkel ja auch ausreichen. Es bleibt jedoch der gleiche Begriff und darum geht es bei Klassifikationen. Es ist darum nicht rein zufällig, dass die Pflegeinformatik zur Entwicklung von Pflegeklassifikationen angeregt hat. Ohne solche Klassifikationen geht die Pflegeinformatik völlig leer aus. Letzteres würde bedeuten, dass der pflegerische Anteil in Krankenhausinformationssysteme eingeschränkt bliebe auf ausschließlich medizinisch relevante Angaben. Die Anwendung von Pflegeklassifikationen fördert und fordert einen eigenständigen pflegerischen Anteil in der Patientenbetreuung. Dadurch werden die pflegerischen Leistungen transparenter. Pflegeklassifikationen sind also auch wichtig für das Pflegemanagement, die Personalplanung und die Finanzierung der Gesundheitsversorgung.

Pflegeforschung ist eine Bedingung für eine auf Evidenz basierte Pflegepraxis. Ohne eine gute Abstimmung und einen Vergleich von internationalen Forschungsprojekten kann die Pflegepraxis jedoch nie die höchste Stufe der Evidenz erreichen. Eine eindeutige Pflegesprache wird bei diesen Forschungsprojekten vorausgesetzt. Die Pflegeforschung geht also genauso gut leer aus mangels Pflegeklassifikationen. Es versteht sich also, dass der ICN die Entwicklung einer internationalen Pflegeklassifikation in Auftrag gegeben hat. Wie schon erwähnt wurde, das Thema ist gar nicht so neu wie viele vielleicht denken. Weltweit beschäftigen sich schon seit Jahren Pflegewissenschaftler mit der Entwicklung von Pflegeklassifikationen. Dicke Bücher mit Klassifikationen von Pflegediagnosen, Interventionen oder Ergebnissen haben schon mehrere Auflagen und Übersetzungen in verschiedene Sprachen erlebt. Dabei lässt sich glücklicherweise beobachten, dass bei jeder neuen Auflage die Verknüpfung mit den konkurrierenden Systemen zunimmt. Denn das gemeinsame Ziel ist die Entwicklung von einer allgemeinen Klassifikation für die Pflege. Bis es soweit ist, müssen wir uns noch ein bisschen gedulden. Die Grundlagen sind geschaffen. Übrig bleibt jetzt die Überprüfung und Modifizierung. Dabei muss man nicht vergessen, dass es hier um eine Arbeit geht, die nie ein Ende hat und immer aktualisiert und verbessert werden muss. Sonst gäbe es ja heute nicht die ICD-10. In der Medizin hat man eben eher damit begonnen. Da liegen viele Sachen schon fester. Für die Pflegeklassifikationen ist noch vieles offen und somit sind sie eine spannende Entwicklung, an der man sich unbedingt beteiligen sollte; entweder in der Praxis, der Lehre, dem Management oder der Forschung.

Prof. Dr. Theo Dassen
Lehrstuhlinhaber Pflegewissenschaft
Zentrum für Human- und Gesundheitswissenschaften
der Berliner Hochschulmedizin

Inhaltsverzeichnis

6. Klassifikationen in der Pflege 2: ICNP

7. Klassifikationen in der Pflege 3: ICIDH, CDV und CVvV

8. Klassifikationen in der Pflege – Entwicklungen und Trends

Einleitung

«Cats is ‹dogs›, and rabbits is ‹dogs›, and so's parrots; but this ere ‹tortis› is an insect». («Katzen ist ‹Hunde›, meine Dame. Und Kaninchen ist ‹Hunde›, Papageien ebenfalls. Aber die Schildkröte hier ist Insekten.»

Diese Szene spielt sich in einem Bahnhof auf dem flachen Land ab. Eine alte Frau will eben in den Zug einsteigen. Offenbar hat sie ihre Haustiere mitgenommen – auf der Karikatur aus dem *Punch* (1869) sind sie alle zu sehen. Ein Bahnbeamter mustert die lebende Fracht nachdenklich und klassifiziert sie: «Katzen ist Hunde…»

Eine seltsame Art, Bahnreisende einzuteilen! Vor allem Zoologen dürften mit dieser Klassifizierung nicht einverstanden sein, auch nicht im viktorianischen England und in einer Zeit, als exotische Tiere, zum Beispiel Känguruhs und Schnabeltiere, das System von Linnäus gehörig durcheinanderbrachten.

«Katzen ist ‹Hunde›, meine Dame. Und Kaninchen ist ‹Hunde›, Papageien ebenfalls. Aber die Schildkröte hier ist Insekten.» Mit dem Auge des Biologen betrachtet, ist das sicherlich falsch. Aber der Bahnbeamte teilt hier nicht nach zoologischen Kriterien ein. Unter der Karikatur steht noch: «…Die Schildkröte hier ist ein Insekt. Dafür brauchen Sie keine Karte zu lösen.» Katzen, Kaninchen und Papageien reisten anno 1869 für den Tarif von Hunden. Ungeziefer und Insekten durfte kostenlos mitfahren!

Das Buch, dem dieses Beispiel entnommen ist, *The platypus and the mermaid, and other figments of the classifying imagination* (Ritvo, 1997) handelt von den Klassifizierungsproblemen, zu denen es kam, als reisende Gelehrte wie Kapitän Cook die Welt mit zahlreichen bis dato unbekannten Tieren und Pflanzen überraschten. Viele dieser Spezies wiesen Merkmale auf, die es unmöglich machten, sie in gebräuchliche Systeme einzuordnen. Das brauchbarste dieser Systeme war das von Linnäus (1707–1778). Carolus Linnäus oder Carl (seit 1757 «von») Linné veröffentlichte die erste Auflage seines Standardwerks Systema Naturae im Jahr 1735. Bis 1835 erschienen achtzehn Auflagen, und die allgemein gebräuchliche zoologische Nomenklatur beruht auf der zehnten Auflage von 1758.

Ritvos Buch ist aus verschiedenen Gründen interessant – auch für Pflegende, die seit einigen Jahren darüber nachdenken, wie sie ihr Fachgebiet ordnen können. Der Autor berichtet über den Widerstand mancher Gelehrter gegen die

Klassifizierung der Flora und Fauna. Kann man die Natur, die so überreich ist an Nuancen, vereinfachen, und soll man sie ärmer machen, indem man alles «in Schubladen steckt»? Ritvo zitiert in diesem Zusammenhang William Frederic Martyn, den Autor des *New Dictionary of Natural History* (1785) der in diesem Werk die bunte Unordnung der Natur preist, die zu üppig sei, um sie ordnen zu können. Das Chaos spiegelte sich in Martyns Buch trefflich wider – selbst die Seiten waren nicht numeriert!

Manche hielten die Klassifizierung von Pflanzen und Tieren für gekünstelt, zumal sie nach willkürlichen Merkmalen geordnet wurden, einige sogar aufgrund eines einzigen willkürlichen Kennzeichens. Warum, so lautete einer der Einwände (im Jahr 1759) steckt man Hunde mit Füchsen und Wölfen in eine Gruppe und ordnet Pferde bei den anderen Huftieren ein? Wäre es nicht logischer, Hunde und Pferde einer Kategorie zuzuweisen, da man sie im Bauernhof und auf dem Land ja auch zusammen sieht? Naturgetreue Klassifikationen versuchten, es dem einzelnen Tier recht zu machen – aber es erwies sich als zu schwierig, dafür Ordnungskriterien zu finden.

The platypus and the mermaid macht deutlich, dass wir über Pflanzen und Tiere nur auf der Grundlage eines Systems reden können. Der Gebrauch von Klassifikationen scheint notwendig zu sein. Übrigens ist das kein Phänomen der Aufklärung. Selbst die primitivsten Völker verfügten und verfügen über Klassifikationen von Pflanzen und Tieren, die viel komplizierter, aber auch konsistenter sind als die von Linnäus und seinen Kollegen und Gegnern. Das haben Ethnologen überzeugend nachgewiesen (Lévi-Strauss, 1962).

Für das Pflegewissen gilt in etwa das gleiche: Wir können es kaum abgrenzen, wenn wir kein Ordnungssystem besitzen. Auch hier sind Klassifikationen unvermeidlich. Unsere Schlussfolgerung lautet also: Wenn wir Klassifikationen brauchen, müssen wir Klassifikationen erstellen, und zwar solche, die praktisch brauchbar und theoretisch überzeugend sind. Die Ordnungskriterien müssen geklärt werden. Wer Pflegekriterien ablehnt und für einen allgemeinen «gesundheitsbezogenen» Ansatz eintritt, muss dafür Gründe anführen. «Katzen, meine Dame, ist Hunde» – dieser Satz stimmt, sofern es darum geht, wie Katzen reisen dürfen.

In diesem Buch geht es um einige bereits vorhandene Klassifikationen in der Pflege, um ihre Brauchbarkeit in der Praxis und ihre theoretischen Grundlagen. Ich gehe vor allem auf Klassifikationen ein, die mit Pflegediagnosen, -interventionen und -ergebnissen zu tun haben, und untersuche, was sich auf diesem Gebiet in den Niederlanden und in anderen Ländern tut. Besprochen werden die Arbeit der Nordamerikanischen Pflegediagnosenvereinigung – *North American Nursing Diagnosis Association* (NANDA) –, die Pflegeinterventionsklassifikation – *Nursing Interventions Classification* (NIC) –, die Internationale Klassifikation der Pflegepraxis *International Classification for Nursing Practice* (ICNP) – und die Internationale Klassifikation der Schädigungen, Fähigkeitsstörungen und Beeinträchtigungen – *International Classification of Impairments, Disabilities and Handicaps* (ICIDH): außerdem die Klassifikation diagnostischer Begriffe für die Pflege – *Classificatie van Diagnostische termen voor de Verpleegkunde* (CDV) - und die Pilotstudie Pflegeinterventionen – *Verpleegkundige Interventies* (VI). Dabei gehe ich sowohl auf die Intention als auch auf die praktische Anwendung dieser (werdenden) Klassifikationen ein, natürlich auch auf ihre Stärken und Schwächen. Um Darstellung, Analyse und Evaluation verständlich zu machen, befassen sich die folgenden Kapitel mit dem Phänomen «Klassifizieren» (Kapitel 1) sowie mit den verschiedenen Vorgehensweisen beim Klassifizieren und bei den einzelnen Klassifikationen (Kapitel 2). Anschließend bespreche ich einige Regeln und Ausgangspunkte, die sich beim Erstellen von Klassifikationen bewährt haben (Kapitel 3). Ein Aspekt, der bei Pflegeklassifikationen immer mehr beachtet wird, ist ihre mehrachsige Struktur; darauf gehe ich in Kapitel 4 ein. Danach bespreche ich einige Pflegeklassifikationen, vor allem jene, die derzeit in den Niederlanden am wichtigsten sind. In Kapitel 5 stelle ich die Arbeit der *Nordamerikanischen Pflegediagnosenvereinigung* (NANDA) sowie die aus Amerika stammende *Nursing Interventions Classification* (NIC) und die *Nursing Outcomes Classification* (NOC) vor. In Kapitel 6 folgt eine Besprechung der Internationale Klassifikation der Pflegepraxis (ICNP): die der International Council of Nurses (ICN) erstellt hat. Thema des siebten Kapitels ist die Internationale Klassifikation der Schädigungen, Fähigkeitsstörungen und Beeinträchtigungen (ICIDH): die eigentlich keine Pflegeklassifikation ist, aber in die niederländische und deutsche Pflege eingeführt wurde, etwa durch die Klassifikation diagnostischer Begriffe für die Pflege (CDV) und die Nutzung durch den MDK. Letztere behandle ich deshalb im selben Kapitel, ebenso wie die Classificatie van Verrichtingen voor de Verpleegkunde – Klassifikation von Pflegemaßnahmen (CVvV). Zum Schluss folgen praktische Hinweise, zum Beispiel die benutzte Literatur sowie Namen und andere Daten von Personen und Institutionen, bei denen Leser sich weitere Informationen über unser Thema beschaffen können.

Um dieses Buch in Zukunft aktualisieren zu können, bin ich für Ergänzungen und Verbesserungsvorschläge dankbar.

Dr. H. van der Bruggen
Universität Maastricht (NL)

1. Klassifizieren und das Objekt der Klassifikationssysteme in der Pflege

1.1 Ordnen – ein alltägliches Phänomen

Ordnen ist eine Aktivität des Alltags. Denken Sie an Bücher, die auf ein Regal gestellt werden. Wir können sie nach dem Titel oder dem Namen des Verfassers alphabetisch ordnen. Wir können sie nach Sachgruppen und innerhalb dieser Gruppen alphabetisch ordnen. Wir könnten auch große Bücher neben große und kleine Bücher neben kleine stellen oder die Bücher nach der Farbe des Umschlags ordnen. Das alles sind Ordnungs- oder Klassifikationssysteme, für die jeweils bestimmte Ordnungsprinzipien oder Klassifikationskriterien gelten, die brauchbar oder wenigstens zu begründen sind, je nachdem, was wir mit den Büchern vorhaben. Wir könnten die Bücher auch willkürlich auf dem Regal verteilen, einige mit dem Rücken nach vorne, andere liegend, ein paar gerade, manche schräg. Auch das wäre eine Ordnung, wenn auch eine schlechte, weil sie ganz oder fast unbrauchbar ist.

1.2 Das Objekt des Ordnens in der Pflege

Pflegende haben auch in der beruflichen Praxis mit Ordnungen oder Klassifikationen zu tun. Schauen Sie einmal in den Medizinschrank: Alles ist schön geordnet, alles hat seinen Platz, so dass Sie ein bestimmtes Medikament ziemlich schnell finden. Hinter der Ordnung steckt eine gewisse Logik. Die Arzneien sind nach ihrer Wirkung und/oder nach der Anwendungsweise und/oder alphabetisch geordnet.

Auch die Pflegehilfsmittel stehen vermutlich nicht wild durcheinander im Lager.

Nicht nur Dinge, sondern auch Menschen werden klassifiziert. Patienten können wir auf die Kinderstation oder auf die Pflegestation für Erwachsene schicken.

Sie können in der Abteilung Chirurgie, Neurologie, Orthopädie und so weiter liegen. Manche kommen auf die Intensivstation, andere nicht. Wir können sie auch nach der Schwere der Krankheit einteilen. In allen diesen Fällen benutzen wir andere Ordnungsprinzipien oder Einteilungskriterien.

Die Realität – Menschen und Dinge – eignet sich demnach für verschiedene Klassifikationen. Besser gesagt: Wir können die Realität nur dann begreifbar machen und wir können nur dann mit ihr umgehen, wenn wir Ordnung hineinbringen. Wir ordnen nach äußerlichen Merkmalen, zum Beispiel: ein Kleinkind und ein Erwachsener werden wegen ihres Alters auf verschiedenen Stationen untergebracht. Oder: Frauen kommen auf die Frauenstation, Männer auf die Männerstation, sofern dieses Einteilungskriterium sinnvoll ist. Manchmal genügen äußere Merkmale nicht, um sinnvoll einzuteilen. Beispielsweise gehören nicht alle weißen Dragees in einen Topf. Arzneien werden danach eingeteilt, was wir über sie wissen. Die Grundlage der Ordnung ist also das Wissen über die Realität.

Wissen ist abstrakter als die konkrete Realität mit ihren sichtbaren Kennzeichen. Auch Wissen kann man ordnen. Jeder kennt die Einteilung in medizinisches und pflegerisches Wissen. Auch das Pflegewissen ist schon immer geordnet worden, seitdem es eine moderne Pflege gibt, also seit Florence Nightingale 1859 ihr Buch *Notes on Nursing: What it is and what it is not* veröffentlichte. Dieses Büchlein ist übrigens nicht sehr systematisch gegliedert. Erst spätere Theoretiker haben Ordnung in das Fachgebiet Pflege gebracht, vor allem die Autoren von Lehrbüchern. In den Niederlanden begründete der Arzt A. N. Nolst Trenité mit der Veröffentlichung seines *Handboek der ziekenverpleging* (Handbuch der Krankenpflege) im Jahr 1894 den traditionellen Aufbau eines Lehrbuchs: In jedem Kapitel wurde ein organisches Krankheitsbild beschrieben und dazu die relevante Anatomie, Physiologie und Pathologie. Dann folgte ein Abschnitt über die Hilfestellung der Pflegenden bei ärztlichen Untersuchungen, und zum Schluss wurden geeignete Pflegemaßnahmen beschrieben. Der pflegebezogene Lernstoff wurde also nach Organsystemen geordnet: Pflege von Patienten mit Krankheiten des Verdauungstrakts, Pflege von Patienten mit Krankheiten der Atemwege und so weiter. Neueren Datums sind Klassifikationen nach menschlichen Grundbedürfnissen, etwa die von Maslow (von Pflegenden oft angewandt) oder Virginia Henderson. Noch neuer sind Einteilungen auf der Basis von Pflegetheorien und -modellen. So unterscheidet Orem universelle Selbstpflegeerfordernisse, entwicklungsbezogene und gesundheitsbezogene Selbstpflegeerfordernisse und teilt die pflegerische Hilfe in mehrere Methoden ein: für den anderen handeln, den anderen beraten und informieren, den anderen physisch/psychisch unterstützen, den anderen anleiten und unterrichten, für eine Umgebung sorgen, welche die Entwicklung fördert. Die Pflege kann teilweise kompensatorisch oder vollständig kompensatorisch sein (Brouns, 1993; Orem, 1997).

Oben war von einem Medizinschrank die Rede. Ich schlug dem Leser vor, einen Blick in einen solchen Schrank zu werfen – aber vermutlich hat niemand diesen Rat befolgt. Vielleicht haben einige Leser sich einen Medizinschrank vorgestellt. Die Medikamente, um die es ging, waren gedachte Medikamente in gedachten Fläschchen oder Dosen, untergebracht in gedachten Fächern und Schubladen. Wer je einen Medizinschrank gesehen hat oder sich einen vorstellen kann, versteht dieses Beispiel einer Klassifikation von Arzneien. Die konkrete *Realität* – der echte Medizinschrank – wird hier zu einem *Begriff*: zum Begriff «Medizinschrank». Diesen Begriff bringen wir in Zusammenhang mit anderen Begriffen, mit denen wir ebenfalls vertraut sind, zum Beispiel Wäscheschrank (aber ein Medizinschrank ist kein Wäscheschrank) oder Bücherschrank oder Giftschrank. Durch diese Vergleiche gewinnt der Begriff «Medizinschrank» seine Bedeutung.

Auch ein Lager mit Pflegehilfsmitteln habe ich erwähnt. Pflegende können sich darunter etwas vorstellen. Sie denken an einen kleinen Raum, in dem Gehstützen und Rollatoren, mit oder ohne Räder, stehen. Sie sind für gehbehinderte Patienten gedacht. Außerdem befindet sich dort Material, das man für die Dekubitusprophylaxe braucht: Schaffelle, Superweichkissen und alte Dekubitusringe. Auch orthopädische Geräte sind vorhanden: Streckvorrichtungen, Schienen, Klammern, Gewichte, Rollen. Wir machen uns ein Bild vom Lager mit Pflegehilfsmitteln, indem wir Gedanken, die uns in den Sinn kommen, mit anderen, ähnlichen Gedanken verbinden.

Wir befinden uns auf der Ebene der gedachten Begriffe, die sich sehr von der Ebene der konkreten Realität unterscheidet.

Gedachte Begriffe können wir auch in *Worte* fassen – das Objekt, so wie wir es begreifen, wird verbalisiert. Dies ist die Ebene der gesprochenen Worte, der *Ausdrücke* oder *Termini*. Ein begriffenes Objekt erhält eine Beschreibung, eine *Definition*. Auf diese Weise können wir es so wiedergeben, dass wir in der Lage sind, darüber zu sprechen. Selbstverständlich ist eine sinnvolle Kommunikation über ein bestimmtes Objekt nur möglich, wenn wir das Objekt begriffen und definiert haben. Meinen wir dasselbe, wenn ein Orthopäde und ich über bestimmte Streckvorrichtungen, Schienen, Klammern, Gewichte, Rollen und so weiter reden?

Klassifikationen von Ausdrücken gibt es in vielen Formen: Register, Thesauri, (bevorzugte) Terminologien.

Sofern beim Gebrauch von Termini keine Missverständnisse zwischen den Benutzern möglich sind, können wir sie durch *Symbole* ersetzen. Wenn jeder weiß, dass S-806.08.8 für Regression steht, dann verstehen die Beschäftigten im Gesundheitswesen einander – vorausgesetzt, sie haben «Regression» eindeutig begriffen und definiert.

Symbole oder *Zeichen* können Buchstaben in alphabetischer Reihenfolge sein, aber auch Ziffern (im Dezimalsystem oder in einem anderen System): alphanumerische Kodes oder Strichkodes. Mit verschiedenen technischen Hilfsmitteln können die zu klassifizierenden Objekte, Begriffe oder Ausdrücke sichtbar gemacht werden, so dass sie sich leicht reproduzieren lassen. Diesen letzten Schritt nennen wir *Automatisierung*.

1.3 Objekte, Begriffe, Ausdrücke und Symbole

Die folgende Untersuchung geht vom Konkreten aus und endet mit dem Abstrakten. Sie befasst sich der Reihe nach mit:

- wahrgenommenen Objekten

- gedachten Begriffen

- gesprochenen Worten (Ausdrücken)

- Zeichen und Symbolen.

Sowohl Objekte (z. B. Medikamente oder Pflegehilfsmittel) als auch Begriffe und Ausdrücke lassen sich klassifizieren. Natürlich unterscheiden sich diese Klassifikationen voneinander. Wenn wir sie beispielsweise vom Standpunkt der Datenverarbeitung aus betrachten, dienen sie völlig verschiedenen Zwecken. Die Datenverarbeitung selektiert: Ein Objekt begreifen wir nur auf eine ganz bestimmte Art und Weise; wir gebrauchen nur bestimmte Ausdrücke und schreiben diese immer gleich usw. Datenverarbeitung geht also mit Informationsverlusten einher (Hirs, 1993).

Was klassifizieren die Pflegeklassifikationen von denen hier die Rede ist? Eines ist klar: Es werden keine Objekte – in diesem Fall Menschen – klassifiziert. Die Klassifikation der NANDA teilt nicht Patienten nach Diagnosen ein. Die NIC klassifiziert keine Pflegenden, die Pflegemaßnahmen ausführen, auch keine Patienten als Empfänger der Pflegemaßnahmen. Die NOC klassifiziert keine Patienten, deren Gesundheitszustand sich gebessert hat. Andererseits scheinen die erwähnten Klassifikationen nicht nur aus Kodes zu bestehen. Ihre Abstraktionsebene liegt zwischen Objekten und Kodes. Die ICNP klassifiziert zum Beispiel Begriffe, also keine Ausdrücke, keine in Worte gefasste Begriffe. Der Internationale Pflegeverband *ICN* ist sich nämlich völlig darüber im klaren, dass Worte mehrdeutig sind. Andererseits klassifiziert die CDV Begriffe, und darum lautet ihre vollständige Bezeichnung *Classificatie van Diagnostische termen voor de Verpleegkunde* – Klassifikation diagnostischer Ausdrücke für die Pflege.

In den Kapiteln 6 und 7 werden wir untersuchen, wie dieser Unterschied im Objekt der Klassifikation sich auf ihren Aufbau oder ihre Anwendung auswirkt, vor allem hinsichtlich der Datenverarbeitung. Außerdem werden wir uns bei jeder Klassifikation die Frage stellen: Was wird tatsächlich klassifiziert?

2. Klassifizieren und Klassifikationssysteme

Pflegende, die sich auf einer eher abstrakten Ebene mit ihrem Beruf beschäftigen, zum Beispiel mit Innovations-, Evaluations- oder Forschungsprojekten, können auf verschiedene Weise mit dem Klassifizieren und mit Klassifikationen befasst sein. Ihre Tätigkeit kann sich auf bereits vorhandene Klassifikationen oder auf noch zu entwickelnde Kategorien beziehen. In jedem Fall müssen die Klassifikationen und Kategorien sowie die klassifizierenden Aktivitäten der Pflegenden bestimmten Merkmalen oder Kriterien genügen.

Nachfolgend gehe ich auf verschiedene Vorgehensweisen beim Klassifizieren und auf einige Arten von Klassifikationen ein. Mit den tatsächlichen Merkmalen oder Kriterien der Klassifikations- oder Kategoriebildung befasst sich Kapitel 3.

2.1 Diagnostizieren und Diagnosen begründen

Beispiel

Auf einer Pflegestation will man Erfahrungen mit Pflegediagnosen sammeln. Pflegerin Sylvia, die Frau Wahl versorgt, stellt unter anderem fest: Die Patientin, der wegen eines Tumors eine Brust amputiert wurde, klagt über Schlaflosigkeit, wacht auf, bevor die Patienten geweckt werden, ist tagsüber lustlos und desorientiert und schläft manchmal bei Tag im Freizeitraum ein. Sylvia diagnostiziert zu Recht eine Schlafstörung. In ihrem Bericht notiert sie ihre Beobachtungen und die bestimmenden Kennzeichen oder Merkmale (Zeichen und Symptome). Als ursächliche, beeinflussende Faktoren (Ätiologie) vermerkt sie: Schwere Operation und Angst vor Ausbreitung des Tumors.

Aufgrund ihrer Beobachtungen und geschickter Fragen fügt Sylvia hinzu: Frau Wahls körperliche Mobilität ist beeinträchtigt; es scheint ein Selbstversorgungsdefizit in Bezug auf die Körperpflege vorzuliegen, und sie gibt an, unter Obstipation zu leiden. Was die entstellende Operation angeht, so ist ihr Bewältigungsverhalten (Coping) unwirksam.

Was hat die Pflegende getan? Sie hat Befunde festgestellt, geordnet und interpretiert (und zwar gleichzeitig, denn man kann nicht ordnen, ohne zu wissen, was man ordnet). Danach hat sie bestimmte Probleme der Patientin benannt, also Pflegediagnosen gestellt. Sylvia kann also korrekt diagnostizieren und ihre Diagnosen begründen. Diese Fähigkeit musste sie als Pflegende erwerben. In der Fachliteratur wird dieser lange und komplizierte Lernprozess ausführlich beschrieben (Hamers, Huijer und Halfens, 1993; Johannesma, 1993; Steinbusch, 1994; Van Heese, 1996; Benner, Tanner und Chesla, 1996).

Befunde auf der Grundlage von systematischen Beobachtungen und Gesprächen beantworten die Frage: Welche Gesundheitsprobleme – abgesehen von den rein medizinischen – hat die Patientin? Um das festzustellen, verfügen Pflegende über ein vollständiges System von Möglichkeiten: eine Klassifikation pflegebezogener Diagnosen. Aber ist das System wirklich vollständig? Können Pflegende alles, was sie als Patientenproblem erkennen, auch benennen und einordnen? Eine gute Klassifikation muss mehreren Anforderungen genügen, zu denen auch die Vollständigkeit gehört (mehr darüber in Kapitel 3).

2.2 Inventarisieren und Klassifizieren bei qualitativen Forschungsarbeiten

Angenommen, Sylvia ist mit einer wissenschaftlichen Forschungsarbeit betraut. Zusammen mit Pflegenden der ambulanten Pflege, die sich um die Nachsorge bei brustamputierten Frauen kümmern, versuchen die Pflegenden der Station herauszufinden, wie Frauen diese entstellende Operation bewältigen. Welches sind die größten Probleme dieser Frauen? Welches sind die wichtigsten Strategien, die sie anwenden, um mit ihren Problemen fertig zu werden? Welche Strategien sind wirksam? Wann? Welche wirken nicht? Warum nicht? Das Team unterhält sich mit betroffenen Frauen und beobachtet sie. Auf dieser Basis versucht es, im Bewältigungsverhalten dieser Frauen Zusammenhänge und Gemeinsamkeiten zu entdecken. Allmählich werden grobe Strukturen deutlich, die sich nach einer gründlichen Verifizierung als real herausstellen. Dank dieser Befunde macht das Team einige allgemeine Aussagen über «den Umgang von Frauen mit Stress nach einer entstellenden Brustoperation». Das Team hat also eine Theorie entwickelt, die sich auf empirische Daten stützt («Grounded Theory»).

2.2.1 Induktive Kategoriebildung

Wir können auch sagen, dass die Pflegenden hier klassifiziert haben. Sylvia spricht mit Patienten und beobachtet und vergleicht ihre Befunde miteinander und mit denen ihrer Kollegen. Bestimmte einzelne Befunde treten oft gemeinsam auf; sie gehören offenbar zusammen. Andere einzelne Feststellungen scheinen als Gedanken oder Ideen zueinander zu passen. Das Team stellt Zusammenhänge fest. Themen werden deutlich, und es entstehen Kategorien, in denen schließlich viele Beobachtungen mühelos untergebracht werden können. Bei Studien dieser Art ordnen Pflegende ihre Beobachtungen in Kategorien ein, die sich im Laufe derselben Studie herausbilden. Die Kategorien sind nicht vorgegeben, so wie es der Fall ist, wenn Pflegenden eine vollständige Klassifikation von Pflegediagnosen zur Verfügung steht.

Diese Forschungsarbeit ist ein gutes Beispiel für eine *induktive* Kategoriebildung: Die Kategorien kommen zustande auf der Grundlage allererster empirischer Beobachtungen und nach einer Cluster- oder Themabildung anhand ständiger Vergleiche. Der Vorteil dieses Ansatzes ist klar: Die gedanklichen Konstruktionen sind unmittelbar aus der Realität abgeleitet und daher allen verständlich, die von dieser Realität betroffen sind. Die abstrakten Teile der wissenschaftlichen Arbeit und die induktive Theoriebildung liegen also innerhalb der Erfahrungswelt der Betroffenen. Mögliche Nachteile sind Unterschiede in der Beobachtung und Interpretation der Daten durch ein ganzes Team sowie Wissenslücken der Mitglieder.

Auf ähnliche induktive Weise können ganze Klassifikationen erstellt werden. Für die *Internationale Klassifikation der Pflegepraxis* (ICNP) wurde zum Beispiel 1993 eine weltweite Literaturüberprüfung durchgeführt. Die bereits bekannten Pflegeklassifikationen wurden analysiert, die daraus ausgewählten Begriffe in einer Datenbank erfasst und diese anschließend systematisch ausgebaut. Auf der Basis dieses Materials wurde dann die Architektur der ICNP entworfen. Der induktive Ansatz führte allerdings nicht zur Vollständigkeit: Es fehlen bestimmte häufig vorkommende Pflegeinterventionen, etwa das Erweitern von Wundklammern, das Wechseln von Infusionen und das Verabreichen von Einläufen (Eurlings und Goverde, 1998).

2.2.2 Deduktive Kategoriebildung

Ein *deduktiver* Ansatz beim Klassifizieren ist ebenfalls möglich. Dabei geht man von einem bereits strukturierten Kategorien- oder Klassifikationsschema aus. Das geschieht beispielsweise, wenn man eine abgerundete, auf empirische Daten gestützte Forschungsarbeit wiederholen (replizieren) möchte. Dann wird das vorhandene Kategorienschema benutzt, in dem man die neuen Befunde unterbringt. Dieses Vorgehen hat den Vorteil, dass man sich einige Arbeit ersparen kann. Eine Replikation kann die Theorie untermauern (ihr also empirische Evidenz geben): die aus der ersten Studie hervorgegangen ist. Zudem kann man mit Hilfe einer

Replikation versuchen, ein größeres Anwendungsgebiet für die formulierte Theorie zu finden. Wurden jedoch bei der ersten Forschungsarbeit Fehler begangen, besteht die Gefahr, dass die Replikation diese übernimmt.

2.2.3 Die Matrixklassifikation

Manche Pflegeklassifikationen gehen deduktiv vor, zum Beispiel die Klassifikationen von Van den Brink-Tjebbes (1987): die eine Matrixstruktur haben. Auf der Grundlage theoretischer Erwägungen werden Zusammenhänge zwischen wichtigen Phänomenen hergestellt. Wenn man jedes Phänomen unterteilen oder auf einer Skala einordnen kann, entstehen durch Gegenüberstellung Zellen. Diese kann man anschließend mit relevanten Informationen ausfüllen. Van den Brink-Tjebbes hat drei Matrizes, in denen «Aspekte des menschlichen Wirkens des Pflegenden als Mensch in seiner Welt» der Reihe nach folgenden Phänomenen gegenübergestellt werden:

- pflegerischen Verhaltenskategorien, deren Ziel die berufsmäßige Daseinsfürsorge ist (Matrix VP)

- pflegerischen Verhaltenskategorien, deren Ziel es ist, das berufliche Handeln von Versorgenden anderer Disziplinen zu potenzieren (Matrix P)

- pflegerischen Verhaltenskategorien, deren Ziel es ist, mit dem Patienten pflegebezogen umzugehen (Matrix EG).

Es gibt 18 «Aspekte des menschlichen Wirkens» sowie 7, 5 und 5 «pflegerische Verhaltenskategorien», so dass Matrizes mit 126, 90 und noch einmal 90 Zellen entstehen. In diesen Zellen ist das pflegerische Handeln im Mikroaufgabenbereich der pflegerischen Berufsausübung konkret und in allen Einzelheiten wiedergegeben (Van den Brink-Tjebbes, 1987).

Das Klassifizieren von Matrizes hat Vorteil und Nachteile. Ihr Gebrauch mutet ein wenig gekünstelt an. Die vom Theoretiker erdachten und aufgezwungenen Strukturen scheinen bisweilen recht weit von der täglichen Pflegepraxis entfernt zu sein. Aber eine Matrix kann durch eine unerwartete Kombination von Faktoren aus den horizontalen und vertikalen Lemmata (Stichwort) auch die Augen für Bereiche der Pflegepraxis öffnen, die bisher wenig berücksichtigt wurden. Auch die Klassifikation diagnostischer Begriffe für die Pflege (CDV) weist Merkmale einer Matrixklassifikation auf. Immerhin sind darin Termini aus der internationalen Klassifikation der Schädigungen, Fähigkeitsstörungen und Beeinträchtigungen (ICIDH) enthalten, eingeteilt nach den elf Funktionellen Verhaltensmustern von Gordon (mehr dazu in Kapitel 7.2).

Voraussetzung für die Brauchbarkeit einer Matrixklassifikation ist, dass die horizontalen und vertikalen Lemmata gut ausgewählt sind. Sie müssen theoretisch konsistent mit der Bedeutung der Klassifikation sein. Die Begriffe auf der horizontalen und vertikalen Achse müssen sowohl konzeptionell als auch operationell gut ausgearbeitet sein.

Oft wird bei der Entwicklung einer Klassifikation sowohl *induktiv* als auch *deduktiv* vorgegangen. Die *Nursing Outcomes Classification* (NOC) ist ein gutes Beispiel dafür. Sie ist insofern induktiv, als sie Faktenmaterial zu Pflegeergebnissen zusammengefasst und also solche definiert. Außerdem werden vorhandene und benannte konkrete Pflegeergebnisse zu übergreifenden, abstrakteren Kategorien zusammengefasst, wobei bereits vorhandene Kategorien als richtungsweisend gebraucht wurden. Die NOC ist aber auch deduktiv, weil vorhandenen Kategorien konkrete Pflegeergebnisse und Indikatoren von Ergebnissen entnommen wurden. Auf diese Weise wollten die Forscher eine vollständige Zusammenstellung der Pflegeergebnisse erreichen.

2.3 Beziehungen innerhalb einer Klassifikation

2.3.1 Nebenordnung und Unterordnung

Zwischen klassifizierten Elementen innerhalb einer Klassifikation gibt es verschiedene Arten von Beziehungen: nebenordnende und hierarchische. Die Beziehung ist *nebenordnend* oder *koordinativ*, wenn alle Elemente einer Menge gleichen Wert haben und auf derselben Ebene geordnet wurden. Eine alphabetische Reihenfolge wie in den ersten Versionen der NANDA-Klassifikation ist nebenordnend. Eine Beziehung ist dagegen *hierarchisch*, wenn ein allgemeiner Begriff auf der Basis gut ausgewählter, jeweils unterschiedlicher Kriterien in jeweils verschiedene Klassen eingeteilt wird. Eine Klassifikation mit hierarchischer Struktur kann man von oben nach unten lesen und umgekehrt. Die allgemeineren, abstrakteren Termini sind den darunter aufgeführten, konkreteren Termini *übergeordnet*. Letztere sind den über ihnen aufgeführten allgemeineren und abstrakteren Termini *untergeordnet* (**Abb. 2-1** s. S. 26).

In **Abbildung 2-1** ist die Beziehung zwischen «Mann» und «Frau» als «menschlichen Wesen» hierarchisch dargestellt. Beide Ausdrücke sind dem Ausdruck «menschliches Wesen» untergeordnet; der letztere ist ihnen also übergeordnet. Im Verhältnis zueinander sind «Mann» und «Frau» nebengeordnet.

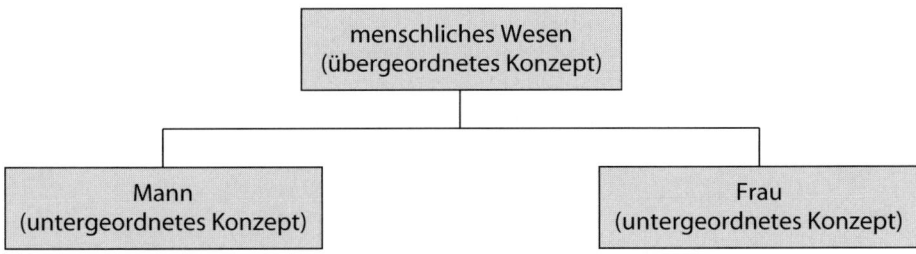

Abbildung 2-1: Beziehungen innerhalb einer Klassifikation (ICN, 1996)

2.3.2 Merkmalstypen und Merkmale

Eine Klassifikation wird anhand von *Merkmalstypen* und *Merkmalen* erstellt. Diese müssen gut formuliert und sorgfältig ausgewählt werden, sowohl was den Inhalt als auch was die Reihenfolge betrifft. Zur Verdeutlichung überlegen wir uns noch einmal, wie wir Patienten einteilen können. Die Gruppe «Patienten» lässt sich am einfachsten in die Gruppe «Frauen» und in die Gruppe «Männer» einteilen. Der Merkmalstyp ist hier das Geschlecht. Aufgrund dieses Merkmals – seines/ihres Geschlechts – wird der Patient oder die Patientin einer dieser beiden Gruppen zugeteilt. Natürlich können wir die Gruppe «Patienten» auch nach dem Alter einteilen, zum Beispiel: Kinder, junge Teenager, Heranwachsende, Erwachsene, Alte. Bei dieser Einteilung ist der Merkmalstyp das Alter, das Merkmal ist die tatsächliche bisherige Lebenszeit, aufgrund derer wir jemanden einer der Kategorien zuordnen. Auch eine Einteilung nach niederländischer, deutscher, südländischer usw. Herkunft wäre möglich. Der Merkmalstyp ist hier die Nationalität oder ethnische Herkunft; das Merkmal ist die tatsächliche Nationalität, die ein Patient angibt oder die in seinem Pass vermerkt ist, oder aber die ethnische Herkunft. Im letzteren Fall sind Merkmalstyp und Merkmal zweifelhaft, weil die Variable möglicherweise nicht unmittelbar oder nur schwer zu operationalisieren ist. Der Forscher muss hier gut begründen, warum er die Population auf diese Weise einteilen will.

Bei der hierarchischen Klassifikation kann also jeder Begriff in zwei oder mehr detaillierte Klassen «gesplittet» werden. Beim weiteren Splitten brauchen die Einteilungskriterien nicht immer die gleichen zu sein. Wenn wir uns in der Begriffshierarchie aufwärts oder abwärts bewegen, können die Merkmalstypen sich ständig ändern. Entscheidend ist, dass Merkmalstypen und Merkmale klar sind und theoretisch begründet werden können. Für Pflegende ist es nicht nur wichtig zu wissen, was die Klassifikation ordnet – pflegebezogene oder medizinische oder allgemeine gesundheitsbezogene Begriffe oder Termini –, sondern auch, ob die gewählten Merkmalstypen und dazugehörigen Merkmale einen pflegebezogenen

Blickwinkel erkennen lassen (oder z. B. einen medizinischen, gesundheitsbezogenen, organisatorischen, finanziellen oder psychologischen Blickwinkel).

Beispiele für unterordnende oder hierarchische Klassifikationen sind jene Klassifikationen, bei denen die Kodes sich ständig weiter aufspalten – bis zur zehnten oder elften Ebene wie etwa bei der ICNP (siehe dazu Kapitel 6).

2.3.3 Genus und Spezies

Ein anderer Unterschied, der sich an das oben Gesagte anschließt, ist der Unterschied zwischen Genus und Spezies. *Genus* oder *Gattung* ist ein breiteres, allgemeines, *Spezies* oder *Art* ist ein begrenztes, spezifisches Konzept. Ein Beispiel: Wenn wir «Mensch» als Genus nehmen, dann sind die Frau und der Mann Spezies. Eine Frau oder ein Mann sind ein Teil des allgemeineren Konzepts «Mensch», sie sind zugleich Spezifikationen dieses Konzepts.

Wenn ein allgemeines Konzept in zwei oder mehr besondere Teile aufgeteilt wird, ist immer eine *generische Beziehung* vorhanden: Das allgemeine Konzept wird stets «Genus» genannt, die spezifischeren Konzepte heißen immer «Spezies».

In einer hierarchischen Klassifikation gibt es immer übergeordnete und untergeordnete Elemente, die in einer generischen Beziehung stehen.

Da die Struktur der ICNP stark von generischen Beziehungen geprägt wird, komme ich darauf bei der Besprechung dieser Klassifikation in Kapitel 6 zurück.

Bereits jetzt möchte ich darauf hinweisen, dass die generischen Beziehungen in jeder Klassifikation Aufmerksamkeit verdienen. Die Beziehungen zwischen Spezies (Singular oder Plural) und Genus, wie die Klassifikation sie wiedergibt, muss eine empirische Grundlage haben. Was die NANDA-Klassifikation betrifft, so müssen wir uns beispielsweise die Frage stellen: Wie empirisch-solide ist die Einteilung des Genus «Verletzungsgefahr» (1.6.1) in den Spezies «Erstickungsgefahr» (1.6.1.1): «Vergiftungsgefahr» (1.6.1.2): «Aspirationsgefahr» (1.6.1.4) und «Gefahr eines Immobilitätssyndroms» (1.6.1.5)?

2.4 Klassifizieren bei quantitativen Forschungsarbeiten

Sylvia kann als Pflegende auch auf andere Weise mit Klassifizieren befasst sein. Sie hat Pflegediagnosen gestellt (Schlafstörung, beeinträchtigte körperliche Mobilität, Selbstversorgungsdefizit: Baden/Körperpflege, Obstipation und unwirksames Coping) und an einer qualitativen Forschungsarbeit mitgearbeitet. Jetzt soll eine quantitative Studie folgen (Frederiks, 1996[2]; Frederiks, 1993; Frederiks und Te Wierik, 1995): um die Häufigkeit bestimmter Patientenprobleme festzustellen.

Manche Patienten haben offenbar Schlafstörungen – aber wie ernst sind diese Störungen nach ihrer eigenen Meinung? Die Schwere der Schlafstörung kann auf einem Fragebogen angekreuzt werden, der mehrere Möglichkeiten nennt: 1. sehr schwere Schlafstörungen, 2. schwere Schlafstörungen, 3. mittlere Schlafstörungen, 4. leichte Schlafstörungen, 5. keine nennenswerten Schlafstörungen. Sylvia muss also Kreuzchen zählen!

Hier hat das Klassifizieren zwei Aspekte, die unsere Aufmerksamkeit verdienen. Zunächst hat Sylvia ein Problem: Was soll sie eigentlich beobachten? Welche beobachteten Tatsachen soll sie auswählen, und welche hängen so miteinander zusammen, dass sie zur Diagnose «Schlafstörungen» und somit zur Feststellung «schwere Schlafstörungen» führen? Das Klassifizieren ist hier ein Auswahlproblem: Welche Elemente haben übereinstimmende Merkmale? Segers (1977) spricht von einem Klassifizierungsproblem «aus der Sicht des untersuchten Elements».

Aber wenn Sylvia gut beobachtet und ihre Beobachtungen gut interpretiert und zur korrekten Schlussfolgerung kommt: «Frau Wahl hat eine schwere Schlafstörung», dann kann sie auf der Beobachtungsliste «2. schwere Schlafstörung» ankreuzen. Sie braucht also eine Liste, auf der dieser Fall – «schwere Schlafstörungen» – vorkommt, und zwar im Unterschied zu «sehr schweren Schlafstörungen», «mittleren Schlafstörungen» und so weiter. Sie braucht ein geeignetes «Messinstrument». Dafür hat der Leiter der Studie zu sorgen. Er muss ihr ein Instrument zur Verfügung stellen, das Schlafprobleme korrekt und detailliert abbilden kann. Der Forschungsleiter muss sich also gut überlegen, welche Werte die Variable «Schlafstörungen» annehmen kann oder muss. Das Klassifizieren ist hier ein Messproblem, und wir müssen uns fragen, ob die Variable korrekt gemessen wird. Segers spricht von einem Klassifizierungsproblem «aus der Sicht der Variablen».

Klassifizieren «aus der Sicht der untersuchten Elements» und «aus der Sicht der Variablen» sind zwei Seiten einer Medaille (Segers, 1977).

Was bedeutet das für das Klassifizieren von Beobachtungen und den Gebrauch von pflegebezogenen Klassifikationen? Aus der Sicht der Befunde – der untersuchten Elemente – ist das Klassifizieren auch hier ein Auswahlproblem. Man stellt Fragen wie: Wann stimmen Befunde untereinander so weit überein (und wann unterscheiden sie sich so deutlich von anderen Befunden): dass man sie unter einer bestimmten Diagnose einordnen kann? Dieser Ansatz wirft außerdem die Frage auf, welche Anforderungen wir an eine diagnostische Begründung stellen sollen. Aus der Sicht der Variablen – des Patientenproblems – ist die Frage nach der Kategoriebildung und den Beziehungen zwischen den Kategorien zu stellen. Ermöglicht es die Klassifikation dem Benutzer, identische Befunde zu sammeln und von abweichenden Befunden zu unterscheiden? Mit anderen Worten: Welchen Anforderungen muss eine Klassifikation – ein System von Kategorien – genügen?

Segers (1977) schreibt über die Kriterien für die Kategoriebildung bei empirischen Forschungsarbeiten, zum Beispiel für die oben beschriebene qualitative

Studie. Hier gehe ich in Kapitel 3 auf Kriterien für die Kategoriebildung bei Klassifikationen ein und stütze mich dabei auf Kerlinger (1973). Auf Segers Ausführungen komme ich zurück, wo dies angebracht ist.

3. Die Bildung von Kategorien – einige Kriterien

Wer eine Klassifikation erstellt (zum Beispiel im Rahmen einer quantitativen oder qualitativen Forschungsarbeit) oder eine vorhandene Klassifikation der Pflegediagnosen, -interventionen oder -ergebnisse benutzt, muss sich fragen: Hat die Klassifikation Hand und Fuß? Kann ich damit ordnen, was ich ordnen muss? Ist das zusammengestellt, was auch theoretisch zusammen gehört? Sind Klassen, Gruppen und Kategorien korrekt bezeichnet worden? Finde ich darin, was ich suche? Es geht hier also um Kriterien der Kategoriebildung. Mit den wichtigsten Kriterien wollen wir uns nachfolgend befassen.

3.1 Das Ordnungsschema stimmt mit der Menge der Elemente überein

Das erste Kriterium scheint selbstverständlich zu sein; dennoch ist es in der Praxis wichtig: Das Ordnungs- oder Klassifikationsschema muss mit der Menge der zu klassifizierenden Elemente übereinstimmen. Am Beispiel der empirischen, quantitativen Forschungsarbeit ist das leicht zu erklären. Wenn eine Studie sich mit fundamentalen körperlichen Problemen von Patienten auf chirurgischen Abteilungen befasst, entsteht ein Ordnungsschema, das die Grundbedürfnisse und verschiedene Arten von chirurgischen Patienten berücksichtigt. In diesem Schema müssen diejenigen Beobachtungen und andere Befunde geordnet werden, die zusammen die Forschungsfrage beantworten. Kerlinger (1973) spricht in diesem Zusammenhang von einem *analysis paradigm* (Analyseparadigma oder Analyseschema). Der Forscher stellt sich ständig die Frage: Stimmt das Analyseparadigma mit der Forschungsfrage überein? Versetzt es mich in die Lage, Hypothesen zu testen? In unserem Beispiel muss das Analyseparadigma die Möglichkeit bieten, körperliche Probleme von chirurgischen Patienten zu bewerten.

Ein Analyseparadigma darf keine Konzepte berücksichtigen, die mit der Forschungsfrage nichts zu tun haben. Im vorangegangenem Beispiel darf das Ordnungsschema in der Analyse nicht auf seelische Probleme eingehen. Das Paradigma ist auch dann irrelevant, wenn es nicht die gewünschten Antworten auf die Forschungsfrage gibt.

Wenn wir eine pflegebezogene Klassifikation als Ordnungsschema für Pflegephänomene wie Diagnosen, Interventionen und Ergebnisse auffassen, gilt das gleiche Kriterium. Die Klassifikation muss so strukturiert sein, dass wir darin zum Beispiel alle(!) Pflegediagnosen unterbringen können, nicht aber medizinische Diagnosen.

3.2 Der Umgang mit der gewählten theoretischen Perspektive

Das Folgende hängt mit dem eben genannten Kriterium zusammen, unterscheidet sich aber auch davon. Wenn wir ein Ordnungsschema auswählen oder entwickeln, spielen theoretische Erwägungen ebenfalls eine Rolle. Bei der genannten empirischen Studie ging es darum, körperliche Grundbedürfnisse zu benennen, und zwar aus dem Blickwinkel der Pflege. Die Studie spielte sich im Rahmen von Pflegediagnosen ab, und die festgestellten Probleme verlangten nach Pflegeinterventionen. Die Forscher hatten sich also ausdrücklich für einen pflegebezogenen Standpunkt entschieden. Die Regel, um die es in diesem Abschnitt geht, lautet: Der gewählte Blickwinkel muss während der gesamten Forschungsarbeit beibehalten werden, mindestens aber so lange, bis die Befunde gesammelt, interpretiert und klassifiziert worden sind.

Der gewählte Blickwinkel ist mehr als ein konzeptionelles Modell. Er hat auch empirische Bedeutung, denn er kann dazu führen, dass sich aus der theoretischen Stellungnahme wie von selbst Einteilungskriterien oder Kategorien ergeben. Wenn unser theoretischer Ausgangspunkt beispielsweise lautet: Der Mensch, also auch der Patient, ist eine seelische, gesellschaftliche und körperliche Einheit, dann liegt es auf der Hand, dass wir beim Analyseschema Variablen gruppieren müssen, die mit dem Erleben, der Umwelt und der Biologie des Patienten zu tun haben.

An den gewählten Blickwinkel müssen wir uns während der gesamten Klassifikation strikt halten. Segers (1977) bezeichnet diesen Blickwinkel als *Dimension* und das konsequente Festhalten an ihm als *Eindeutigkeit*. Eine gute Klassifikation – also eine, die das Kriterium der Eindeutigkeit erfüllt – erfordert eine geradlinige Ausarbeitung der gewählten Dimension(en). Das gilt nicht nur bei der Entwicklung einer Klassifikation, sondern auch für das Aufstellen von Kategorien, die sich auf eine Variable beziehen, also für die Kategorienreihe. Ein Beispiel für eine fehlerhafte Klassifikation, nach der ein Forscher Schlafstörungen einordnen will, wäre: 1. sehr ernste Schlafstörungen, 2. ernste Schlafstörungen, 3. Schnarchen, 4. Schlafwandeln. Hier wurden drei Gesichtspunkte durcheinandergebracht: die

Schwere der Schlafstörungen, gemessen an einer Skala; die Störung Dritter; die Mobilitätsstörung, die mit dem Schlaf verbunden sein kann. Solche Fehler in der Klassifikation müssen wir verhindern, indem wir uns konsequent an *einen* Gesichtspunkt halten oder alle Kombinationen von Gesichtspunkten ausarbeiten.

3.3 Das Definieren einer Kategorienreihe pro Variable

Das obengenannte Kriterium bezieht sich auf die *Intention* oder *Bedeutung* einer Variablen. Was jetzt kommt, hat mit dem *Umfang* der Variablen und der dazugehörenden Kategorienreihe zu tun. Nach diesem Kriterium muss der Forscher in der Lage sein, eine Kategorienreihe pro Variable zu definieren, so dass er dem untersuchten Element einen Wert pro Variable beimessen kann. Die Beschreibung von Kategorien muss es ihm ermöglichen, eine sinnvolle Unterscheidung zwischen Werten der Variablen zu treffen. Das wirft die Frage auf, in wie viele Kategorien man eine Variable einteilen soll. Die Antwort hängt von theoretischen und praktischen Erwägungen ab. Wie präzise will der Forscher ermitteln, und wie genau will er Phänomene benennen? Lassen die Phänomene sich überhaupt so präzise ermitteln und benennen? Kommen wir wieder auf unser Beispiel zurück. Die Variable «Schlafstörungen» wurde oben eingeteilt in 1. sehr schwere Schlafstörungen, 2. schwere Schlafstörungen, 3. mittlere Schlafstörungen, 4. leichte Schlafstörungen, 5. keine nennenswerten Schlafstörungen. Können wir Schlafstörungen derart nuanciert verstehen und benennen? Können Kollegen sich etwas darunter vorstellen, wenn Sylvia bei Frau Wahl heute «schwere» und morgen «mittlere Schlafstörungen» feststellt? Und hat das eine praktische Bedeutung? Oder gibt die Kollegin in beiden Fällen eine Schlaftablette?

Für Klassifikationen von Pflegediagnosen, -interventionen und -ergebnissen gilt das gleiche: Wir müssen zweckmäßige Kategorien aufstellen, nach denen wir die zu ordnenden Phänomene sinnvoll gruppieren können. Diese Kategorien müssen hinreichend detailliert sein, damit wir alle theoretisch wichtigen Abstufungen wiedergeben können; aber sie dürfen nicht so detailliert sein, dass sie eine Präzision vortäuschen, die gar nicht vorhanden ist und auch keinen praktischen Wert hätte.

Elemente, die in derselben Kategorie eingeordnet werden, müssen einander auch so ähnlich wie möglich sein – sie müssen «dicht beieinander stehen». Diese Forderung nennt man *interne Homogenität* der Kategorien. Elemente aus verschiedenen Kategorien müssen sich möglichst klar voneinander unterscheiden, also «einen großen Abstand voneinander» haben. Diese Forderung heißt *externe Isolierung* der Kategorien (Sodeur in Segers, 1977).

3.4 Die Vollständigkeit der Kategorienreihe

Die Kategorien müssen *erschöpfend* sein, das heißt, in ihnen müssen alle gesammelten Daten untergebracht werden können. Es muss für Schlafstörungen jeder Schwere eine Kategorie geben, so dass kein einziges Element anzutreffen ist, für dessen Schlafstörungen keine Kategorie zur Verfügung steht. Die mit diesem Kriterium angestrebte Vollständigkeit der Kategorienreihe macht bisweilen eine «Restkategorie» notwendig, in der die «übrigen» oder «unbekannten» oder «sonstigen, und zwar folgenden» Daten eingeordnet werden können.

3.5 Klare Abgrenzung verschiedener Kategorien

Die Kategorien müssen *einander ausschließen* und *voneinander unabhängig* sein. Es darf also nicht vorkommen, dass eine Beobachtung in mehr als einer Kategorie untergebracht werden kann. Die Kategorien müssen daher eindeutig voneinander abgegrenzt sein. Das gelingt bei manchen gut, bei anderen weniger gut. Die Alterskategorien 0 bis 9 Jahre, 10 bis 19 Jahre und so weiter sind voneinander klarer abzugrenzen als «Verdauungsstörungen», «Probleme, die mit dem Verdauungstrakt zu tun haben» oder «Ausscheidungsstörungen».

«Unabhängig» bedeutet hier, dass das Einordnen einer Beobachtung oder eines Befundes in eine Kategorie das Einordnen anderer Beobachtungen oder Befunde in dieselbe oder in eine andere Kategorie nicht beeinflussen darf.

3.6 Jede Variable wird von einem Klassifikationsprinzip abgeleitet

Wenn wir das Analyseschema entwickeln, behandeln wir jede Variable für sich, weil jede Variable eine separate Dimension des Forschungsgegenstandes wiedergibt. Das ist ein rein technisches Kriterium, auf das nur Kerlinger (1973) eingeht. Wir können seine Ausführungen auf eines unserer Beispiele anwenden. Angenommen, wir untersuchen den Zusammenhang zwischen Schlafstörungen nach einer Brustamputation und postoperativen (starken/geringen) Schmerzen sowie dem Alter der Patientinnen (unter 40 Jahre/40 Jahre und älter). Das Analyseschema besteht dann aus einer vertikalen und einer horizontalen Achse. Auf der einen tragen wir die Schlafstörungen ein, und zwar in den genannten Kategorien: 1. sehr schwere Schlafstörungen und so weiter. Wenn wir auf der Horizontalen nebeneinander «Frauen unter 40 Jahren», «Frauen mit 40 Jahren oder älter», «starke Schmerzen» und «geringe Schmerzen» eintragen, haben wir eine Kategorienreihe aus zwei Kategorieprinzipen abgeleitet (siehe **Tab. 3-1**).

Tabelle 3-1: Variable mit zwei Klassifikationsprinzipien (nach Kerlinger, 1973)

Frauen < 40	Frauen ≥ 40	starke Schmerzen	geringe Schmerzen
	Skala der «Schlafstörungen»		

Dieses Analyseschema verstößt gegen die Regel, dass jede Variable nur ein Klassifikationsprinzip enthalten darf. Die Variable auf der horizontalen Achse enthält jedoch zwei. Es wäre besser, die beiden Variablen auf der Horizontalen in separate Kategorien einzuordnen und ein Analyseschema wie in **Tabelle 3-2** zu entwerfen. Auf diese Weise können wir alle Dimensionen der Studie unabhängig voneinander behandeln und registrieren.

Tabelle 3-2: Korrektes Analyseschema mit Klassifikationsprinzipien für jede Variable (nach Kerlinger, 1973)

	Frauen	< 40		≥ 40
Schmerzen:	stark	gering	stark	gering
Schlafprobleme:				
1 sehr schwer		Schmerzwerte		
2 schwer		verteilt		
3 mittel		über		
4 leicht		zwanzig		
5 nicht nennenswert		Zellen		

3.7 Jedes Schema gehört auf dieselbe Ebene

Das letzte Kriterium, ist nach Kerlinger (1973) «am schwersten zu erklären». Es lautet: «Any categorization scheme must be on one level of discourse.» Also: Jedes Schema, jede Übersicht, jedes System von Kategorien muss sich auf ein und demselben *level of discourse* befinden. Was ist damit gemeint?

Wörtlich bedeutet dieser Ausdruck «Diskussions»- oder «Geschichtsebene». Es geht darum, dass das Entwerfen und Anwenden einer Klassifikation stets dieselbe «Geschichte» bleibt, dass wir im Laufe des Entwerfens und Anwendens keine fremden Elemente einführen. Das wirkt sich auf die zu klassifizierenden Elemente aus, wie ein simples Beispiel zeigt: In einer Klassifikation, die angeblich Pflegediagnosen enthält, dürfen keine medizinischen Diagnosen auftauchen. Es wirkt sich aber auch auf die Bedeutung der benutzten Worte aus: Wir dürfen im Laufe des Entwerfens und Anwendens einer Klassifikation nicht nur keine neuen, fremden, bedeutungsverschiedenen Worte einführen, sondern es dürfen in derselben Klassifikation auch keine Worte vorkommen, die aus unterschiedlichen Konzeptionen stammen. Termini, die zum Beispiel dem Werk von Dorothea Orem und von Martha Rogers entnommen wurden, dürfen wir also nicht in dieselbe Kategorie einordnen; andernfalls erhalten wir hybride Wortgruppen, und die Klassifikation befindet sich nicht «on one level of discourse».

3.8 Zusammenfassung

Auf die Pflege bezogen, können wir dieses Kapitel wie folgt vereinfachen und zusammenfassen:

1. Die Klassifikation ordnet Phänomene, die man als pflegebezogen identifizieren kann (Diagnosen, Interventionen, Ergebnisse).

2. Beim Ordnen, Einteilen und Unterteilen der Phänomene gehen wir von einem theoretischen Blickwinkel aus, der, wenn er relevant ist, als spezifisch pflegebezogen beschrieben wird. An diesem Blickwinkel muss die gesamte Klassifikation konsequent festhalten.

3. Wir müssen hinlängliche Kategorien benennen, in denen wir die zu klassifizierenden Phänomene sinnvoll einordnen können, und zwar so detailliert, dass alle theoretisch relevanten Nuancen wiedergegeben werden, jedoch nicht so detailliert, dass eine Präzision vorgetäuscht wird, die gar nicht vorhanden ist und auch keinen praktischen Nutzen hätte.

4. Die Kategorienreihe muss erschöpfend sein.

5. Die Kategorien müssen einander ausschließen und voneinander unabhängig sein.

6. Jede einzelne Variable wird von *einem* Klassifikationsprinzip abgeleitet.

7. Jedes Klassifikationsschema befindet sich auf derselben «Diskussionsebene».

Nicht alle Autoren, die sich mit Methodologie befassen, messen diesen Kriterien die gleiche Bedeutung bei. Manche Kriterien wiegen schwerer, andere weniger schwer, je nachdem, ob wir es mit einer einzigen Forschungsvariablen, einem ganzen Analyseschema oder einer sehr umfassenden Klassifikation zu tun haben. Die Abgrenzung ist mitunter schwierig. Wann ist eine Kategorienreihe erschöpfend? Wann überlappen sich Kategorien? Welche «Diskussionsebene» haben wir im Auge, das heißt, wann ist eine Diagnose pflegebezogen, medizinisch oder allgemein gesundheitsbezogen?

Übrigens habe ich noch nicht alle relevanten Merkmale genannt. Eines, das für Pflegeklassifikationen immer wichtiger wird, behandle ich im folgenden Kapitel.

4. Klassifizieren auf verschiedenen Achsen

4.1 Anwendung der benannten Kriterien

Die oben benannten Kriterien, Richtlinien oder wichtigen Gesichtspunkte für die Kategorienbildung werden in umfangreichen sozialwissenschaftlichen Forschungsarbeiten angewandt. Methodologiebücher wie das von Kerlinger (1973) und Segers (1977) gehen darauf ausführlich ein. Manche Wissenschaftler beachten diese Regeln besonders streng, für andere handelt es sich lediglich um Richtlinien oder Hilfsmittel, die Ordnung in die Datenfülle bringen, welche unsere Gesellschaft liefert, und dem Forscher helfen, Einblicke in diese komplexe Gesellschaft zu gewinnen. Klassifikationen sind keine heiligen Ziele, sondern Hilfsmittel.

Bei der Besprechung einiger Pflegeklassifikationen in Kapitel 5 bis 7 wird deutlich werden, dass die Kriterien der Kategoriebildung nicht immer einzuhalten sind. Mit dieser Aussage ist kein Werturteil verbunden.

Pflegewissenschaftler, die an der Entwicklung und Validierung von Klassifikationen und Taxonomien für Pflegephänomene arbeiten, messen den einzelnen Kriterien nicht immer die gleiche Bedeutung bei. Die Liste der NANDA-Diagnosen (siehe 5.1) war zu Beginn nur eine alphabetische Aufzählung. Nach jahrelangem Gebrauch ging man dazu über, die Daten nach Klassifikationsprinzipien zu ordnen. Das führte zunächst lediglich zur Benennung von neun menschlichen Reaktionsmustern (human response patterns). Die Forscher, denen wir die Klassifikation für Pflegeinterventionen verdanken (NIC, siehe 5.2): analysierten 45 Quellen und sammelten daraus Interventionen, Aktivitäten, Prozeduren usw. zunächst in einer gemeinsamen Datenbank. Erst später brachten sie mit Hilfe einer hierarchischen Clusteranalyse Ordnung in diese Daten. Die Klassifikation der Pflegeergebnisse (NOC, siehe 5.3) bot ebenfalls nur einen alphabetischen Überblick, als sie zum erstenmal veröffentlicht wurde (Johnson und Maas, 1997).

4.2 Welche Bedeutung messen Experten den Regeln der Kategoriebildung bei?

Im Jahr 1997 wurde einer Gruppe von Pflegewissenschaftlern, die sich alle damit befassten, Pflegeergebnisse (*patient outcomes*) zu definieren und zu klassifizieren, die Frage gestellt, welche Bedeutung die Regeln der Kategorienbildung für sie hätten. Die 33 Forscher wurden aufgrund ihrer Veröffentlichungen über Pflegeergebnisse ausgewählt (Van der Bruggen und Groen, 1997 a). Die Autoren legten ihnen die fünf Regeln der Kategorienbildung vor, wie Kerlinger (1973) sie formuliert hat (siehe auch Kapitel 3, wo ich mit Segers von sieben Kriterien ausgehe). Aufgrund eigener theoretischer Erwägungen fügten die Autoren den fünf Kriterien ein sechstes Klassifikationsprinzip hinzu: «Die Kategorien einer Klassifikation müssen mit (einer) Pflegetheorie(n) oder (einem) Pflegemodell(en) verknüpft sein». Die Forscher konnten die Bedeutung, die sie diesen sechs Klassifikationsprinzipien beimaßen, nach der 5-Punkte-Likert-Skala messen. Dabei ist 1 = sehr wichtig und 5 = völlig unwichtig. Anschließend wurde die Gruppe gebeten, die sechs Kriterien nach ihrer Bedeutung zu ordnen. Das Kriterium, das sie für das wichtigste hielten, bekam den Wert 1, das zweitwichtigste den Wert 2 und so weiter bis zum Wert 6. Bei der Verarbeitung erhielt das wichtigste Kriterium 6 Punkte, das zweitwichtigste 5 Punkte und so weiter. Zum Schluss wurden die Durchschnitte berechnet. Diese bestimmten neben dem Prozentsatz der Befragten, die das Klassifikationskriterium in die Kategorien 1 (sehr wichtig) und 2 (wichtig) eingeordnet hatten, die Rangfolge der Antworten. **Tabelle 4-1** zeigt die Ergebnisse im Überblick.

Tabelle 4-1: Bedeutung, die eine Gruppe von Pflegewissenschaftlern (n = 23) sechs Kriterien der Kategoriebildung beimisst (Van der Bruggen und Groen, 1997 b).

Kategorien in Klassifikationen müssen:	Mittelwert	Prozent in 1 und 2
von einem Klassifikationsprinzip abgeleitet sein	5.00	72.2
in Übereinstimmung mit dem Ziel der Klassifikation entwickelt werden	4.17	50.0
auf demselben «level of discours» liegen	3.61	33.3
erschöpfend sein	3.33	27.8
einander ausschließen	3.06	11.1
mit (einer) Pflegetheorie(n) oder (einem) Pflegemodell(en) verknüpft sein	1.83	5.6

Die Befragten bestätigten die Bedeutung von Kriterien oder Regeln für die Bildung von Kategorien. Als wichtigste Regel nannten sie: Kategorien in Klassifikationen müssen von einem Klassifikationsprinzip abgeleitet sein. Dieses Prinzip braucht ihrer Meinung nach nicht an eine Pflegetheorie oder an ein Pflegemodell gekoppelt zu sein, dieses Kriterium erhielt die wenigsten Punkte.

Bemerkenswert war, dass die Klassifikation von Pflegeergebnissen, die in der Pflegeliteratur am häufigsten zitiert wird, nach Meinung der Befragten den für wichtig befundenen Regeln der Kategoriebildung nicht genügt. Diese Klassifikation teilt die Pflegeergebnisse so ein:

- körperlich/physiologisch

- psychisch/psychosozial

- verhaltensbezogen

- Wissen

- funktionell

- Patientenzufriedenheit
  (Van der Bruggen und Groen, 1997b)

Nicht alle Pflegewissenschaftler halten die Kriterien oder Regeln der Kategorienbildung für ebenso wichtig oder unwichtig. Vielleicht hätte diese Gruppe auch andere Klassifikationen anders beurteilt. Aber diese Studie illustriert immerhin die relative Bedeutung, die man den oben besprochenen «Faustregeln» beimessen kann.

Ein Ergebnis der Studie war besonders wichtig. Viele Teilnehmer betonten die Bedeutung eines Klassifikationsmerkmals, das die Leiter der Studie ihnen nicht zur Beurteilung vorgelegt hatten: Die ideale Klassifikation von *pflegebezogenen* Patientenergebnissen muss multiaxial sein. Die Pflegewirklichkeit ist ihrer Meinung nach im allgemeinen sehr komplex. Und vor allem die Pflegeergebnisse müssen offenbar unter vielen verschiedenen Blickwinkeln betrachtet, gemessen und evaluiert werden. Außerdem wiesen die Teilnehmer darauf hin, dass Computerprogramme multidimensionale Klassifikationen von Pflegeergebnissen ermöglichen.

4.3 Der Gebrauch von Achsen in Klassifikationen

Eine Achse ist nach Websters New World Dictionary (zit. nach Hoskins, Fitzpatrick, Warren, Carpenito et al., 1992) «a real or imaginary straight line on which an object rotates or is regarded as rotating; a real oder imaginary straight line around which the parts of a thing, system, etc. are symmetrically arranged or composed». Es kann eine Linie sein, die eine Bewegung oder Entwicklung angibt, aber auch eine Mess- oder Bezugslinie wie in einer Graphik.

In der Terminologie, die ich in Kapitel 2 eingeführt habe, können wir eine Achse definieren als einen Merkmalstyp, bei dem jede Endklasse ein Merkmal umfasst (NRV, 1989).

Um die Anwendung von Achsen in Klassifikationen zu erläutern, benutzt der NRV (1989) das Beispiel einer Klassifikation von Fahrzeugen. Für die erste logische Verteilung eignet sich der Merkmalstyp *Medium:* Ein Fahrzeug bewegt sich auf dem Land, auf oder unter dem Wasser, durch die Luft oder durch den Weltraum. Der Einfachheit halber gehen wir davon aus, dass jedes Fahrzeug sich nur in einem Medium bewegt. Dann können wir folgende Klassen unterscheiden: Landfahrzeuge, Wasserfahrzeuge, Luftfahrzeuge und Raumfahrzeuge. Das Medium ist somit zur *Achse* geworden, da jede Klasse das Merkmal Land, Wasser, Luft oder Weltraum hat, einerlei, welche Unterverteilung wir vornehmen. Ein weiterer interessanter Merkmalstyp ist das *Ladevermögen.* Auch mit diesem Merkmalstyp hätten wir beginnen und ihm anschließend den Merkmalstyp Medium zuordnen können. Da das Ladevermögen bei jedem Fahrzeugtyp eine Rolle spielt, eignet es sich also auch als Achse. Jede Kombination eines Merkmals innerhalb des Merkmalstyps Medium mit einem Merkmal innerhalb des Merkmalstyps Ladevermögen liefert eine mögliche Klasse von Fahrzeugen. Solche Merkmalstypen werden *unabhängig* genannt. In diesem Beispiel entsteht eine zweiachsige Matrix-Klassifikation von Fahrzeugen. In einer zwei- oder mehrachsigen Klassifikation sind die Achsen immer voneinander unabhängig.

Ein weiterer Merkmalstyp, der wichtig sein könnte, ist der *Tiefgang.* Allerdings eignet er sich nur für Wasserfahrzeuge und ist daher keine Achse. Die Kombination eines bestimmten Tiefgangs mit dem Merkmal Medium führt zu einer unmöglichen Kombination, weil Tiefgang das Merkmal Wasser voraussetzt. Der Merkmalstyp Tiefgang ist daher vom Merkmalstyp Medium *abhängig.* In diesem Zusammenhang müssen wir unterscheiden zwischen leeren Klassen – z. B. niederländische Raumschiffe – und unmögliche, innerlich widersprüchliche Klassen, etwa die Klasse «Unterseeboote im Weltraum». Es ist nicht sinnvoll, eine Klassifikation mit vielen leeren Klassen zu erstellen; unmögliche Klassen sind ohnehin nicht zulässig (NRV, 1989).

In Bereichen des Gesundheitswesens, die der Pflege an Komplexität nicht nachstehen, werden in Klassifikationen Achsensysteme benutzt. Das *Diagnostic and statistical manual-III* (DSM-III) der *American Psychiatric Association* benutzt zum Beispiel fünf Achsen innerhalb seiner Klassifikation von psychiatrischen Diagnosen:

– Achse I: → Klinische Störungen, andere klinisch relevante Probleme

– Achse II: → Persönlichkeitsstörungen, geistige Behinderung

– Achse III: → Medizinische Krankheitsfaktoren

– Achse IV: → Psychosoziale und umgebungsbedingte Probleme

– Achse V: → Globale Erfassung des Funktionsniveaus.

Die Achsen IV und V werden auf einer Skala von 0 bis 7 kodiert, je nach Schwere der Funktionsstörung oder des Problems. Dieses Achsenmodell eignet sich auch dafür, Pflegediagnosen nach der Pflegeintensität und nach der Dringlichkeit zu ordnen (Hoskins, Fitzpatrick, Warren, Carpenito et al., 1992).

Über mulitiaxiale Pflegeklassifikationen wurde viel diskutiert, seitdem die NANDA sich bemühte, die Aufzählung von Pflegediagnosen zu strukturieren. Das Taxonomy Committee der NANDA befasst sich etwa seit 1990 ernsthaft mit der Entwicklung von verschiedenen Achsen. Es definiert eine Achse als eine Dimension des Menschen, die beim diagnostischen Prozess beurteilt wird (mehr dazu in 5.1).

Da Pflegeklassifikationen multiaxial sein können, ist es wichtig, genau anzugeben, welche Dimensionen der zu klassifizierenden Phänomene beurteilt und wie sie gemessen werden. Die Wahl der Dimensionen und der Messskala sagt etwas über die Motive dieser Entscheidungen aus, und eine Evaluation dieser Motive gibt möglicherweise Auskunft über die Theorie, die einer Klassifikation oder Taxonomie zugrunde liegt. Dieser Punkt spielt daher auch bei der Besprechung einiger Pflegeklassifikationen in den Kapiteln 5 bis 7 eine Rolle.

5. Klassifikationen in der Pflege 1: NANDA, NIC und NOC

5.0 Einleitung

Einteilen, Ordnen und Klassifizieren sind typisch menschliche Handlungen. Daher wurden und werden auch in der Pflege unterschiedliche Daten klassifiziert.

Forscher, die derzeit versuchen, das Gedankengut der Pflege zu sichten, eindeutig zu definieren und in Klassifikationen oder Taxonomien unterzubringen, inventarisieren manchmal zuerst die vorhandenen Klassifikationen und deren Ordnungsprinzipien. Informativ ist die Übersicht über vorhandene Klassifikationen, die das Ergebnis der Literaturüberprüfung vor der Entwicklung der *Internationale Klassifikation der Pflegepraxis* oder ICNP (Wake, Murphy, Affara, Lang et al., 1993) war. In den Niederlanden berichtet der Nationale Raad voor de Volksgezondheid (NRV, 1991; NRV, 1993; NRV, 1996a; Ten Napel und Van der Bruggen, 1993/94) im Rahmen der von ihm koordinierten Entwicklungsaktivitäten über vorhandene Klassifikationen. Diese und ähnliche Übersichten zeigen, wie viele höchst unterschiedliche Systeme oder Entwürfe es gibt, die das Wissen und das Können der Pflege ordnen wollen.

In den Kapiteln 5 bis 7 stelle ich einige Klassifikationen vor, die derzeit in der Pflege mehr oder weniger oft gebraucht werden oder über die man zumindest oft spricht:

1. Pflegediagnosen, -interventionen und -ergebnisse: NANDA, NIC und NOC

2. Internationale Klassifikation der Pflegepraxis (ICNP)

3. Internationale Klassifikation der Schädigungen, Fähigkeitsstörungen und Beeinträchtigungen (ICIDH).

Zunächst wollen wir uns mit dem Werk der *Nordamerikanischen Pflegediagnosenvereinigung* (NANDA) und den Aktivitäten der University of Iowa, College of Nursing, hinsichtlich der *Pflegeinterventionsklassifikation* (NIC) und der *Pflegeergebnisklassifikation* (NOC) befassen. In Kapitel 6 geht es dann um das Projekt des Internationalen Pflegeverbandes (ICN): die *Internationale Klassifikation der Pflegepraxis* (ICNP). Zum Schluss werfen wir einen Blick auf die Aktivitäten der Weltgesundheitsorganisation (WHO): vor allem auf die *Internationale Klassifikation der Schädigungen, Fähigkeitsstörungen und Beeinträchtigungen* (ICIDH): die auch für die Pflege wichtig sind.

Bei der Besprechung spielen im allgemeinen die Punkte eine Rolle, die in den bisherigen Kapiteln genannt und erläutert wurden. Nach einem Überblick über die Entstehung und Entwicklung der jeweiligen Klassifikation stellen wir zunächst die Frage:

- Was wird eigentlich klassifiziert – Pflegedaten, medizinische oder allgemein gesundheitsbezogene Daten?

- Welche Elemente werden geordnet?

- Sind sie auf der konzeptionellen Ebene klar und eindeutig definiert (siehe Kapitel 1)?

Anschließend untersuchen wir die Art der betreffenden Klassifikation:

- Können wir mit ihr ordnen, was sie ordnen möchte?

- Ist sie induktiv oder deduktiv zustande gekommen und anwendbar oder beides? Ist sie nebenordnend oder unterordnend konstruiert?

- Welches sind die Merkmalstypen und die Merkmale, und wie verhalten diese sich zueinander?

- Sind generische Beziehungen erkennbar (Kapitel 2)?

Dann betrachten wird die Klassifikation unter dem Gesichtspunkt der Kategoriebildung:

- Wurden die Kategorien nach den dafür gültigen Regeln erstellt?

- Genügen sie den in der Wissenschaft üblichen Kriterien?

Wir können nicht auf alle Regeln (Kapitel 3) eingehen, sondern nur auf Besonderheiten. Gegebenenfalls prüfen wir auch die Konstruktion von Achsen:

- Ist die Klassifikation multiaxial? Warum und wie (Kapitel 4)?

Nach der Erörterung der genannten Klassifikationen in den Kapitel 5 bis 7 zieht Kapitel 8 das Fazit über einige wichtige neuere Entwicklungen auf dem Gebiet der Pflegeklassifikationen. Bei jeder besprochenen Klassifikation werden also behandelt:

- Die Entstehung und Entwicklung
- Die klassifizierten Elemente
- Die Art der Klassifikation
- Kriterien der Kategoriebildung
- Die Konstruktion der Achsen
- Zukünftige Entwicklungen.

Natürlich sind die folgenden Erörterungen nur eine Einführung in die genannten Klassifikationen. Wer sich gründlicher damit befassen möchte, muss sie selbst zur Hand nehmen. Die Literaturhinweise im Anhang erleichtern die weitere Orientierung. Neben der Einführung in die Klassifikationen versetzt dieses Buch den Leser in die Lage, die Klassifikationen kritisch zu lesen und Entwicklungen auf dem Gebiet der Pflegeklassifikationen kritisch zu verfolgen.

Wenn über die Pflegepraxis und über Klassifikationen von Phänomenen, die mit ihr zu tun haben, gesprochen wird, wird meist zwischen Pflegediagnosen, -interventionen und -ergebnissen unterschieden. Als Grundlage dient dabei häufig das Pflegewissens- und Entscheidungsfindungsmodell (*nursing knowledge and decision making model*) von McCloskey und Bulechek (1992): in dem diese drei Datengruppen als Triptychon dargestellt sind.

Dieses Modell macht die drei Gruppen von Phänomenen sichtbar. Diagnosen, Interventionen und Ergebnisse der Pflege müssen als Pflegephänomene identifiziert, definiert, standardisiert und klassifiziert werden. Auf diese Weise können wir das Pflegewissen eindeutig benennen und die Voraussetzung für seine Weiterentwicklung und Stabilisierung schaffen. Dazu trägt auch die Analyse der Entscheidungsfindungsprozesse bei, sowohl innerhalb der drei Klassifikationen (z. B.: aufgrund welcher Merkmale gelangen Pflegende zu welcher Diagnose?) als auch zwischen den Klassifikation untereinander (z. B.: wie gelangen Pflegende von der Diagnose über die gewünschten Ergebnisse zur Intervention?). Das Pflegewissens- und Entscheidungsfindungsmodell eignet sich also vorzüglich als Rahmen für die drei Pflegeklassifikationen. Siehe **Abbildung 5-1** auf S. 48.

Das Triptychon hat erhebliche Vorteile; dennoch war es zu Beginn der Definitions- und Klassifikationsbewegung nicht selbstverständlich, und selbst heute ist nur wenigen Pflegenden klar, dass drei Klassifikationen notwendig sind und nicht zwei oder vier oder fünf.

Das Pflegewissens- und Entscheidungsfindungsmodell, in dem drei Klassifikationen der Pflegephänomene so schön nebeneinandergestellt werden, wurde auf der Grundlage der *Pflegeinterventionsklassifikation* (McCloskey und Bulechek, 1992) entwickelt. Daneben gab es damals schon seit einiger Zeit eine Diagnosebewegung. Die NANDA enstand 1982 in den USA aus der 1973 gegründeten

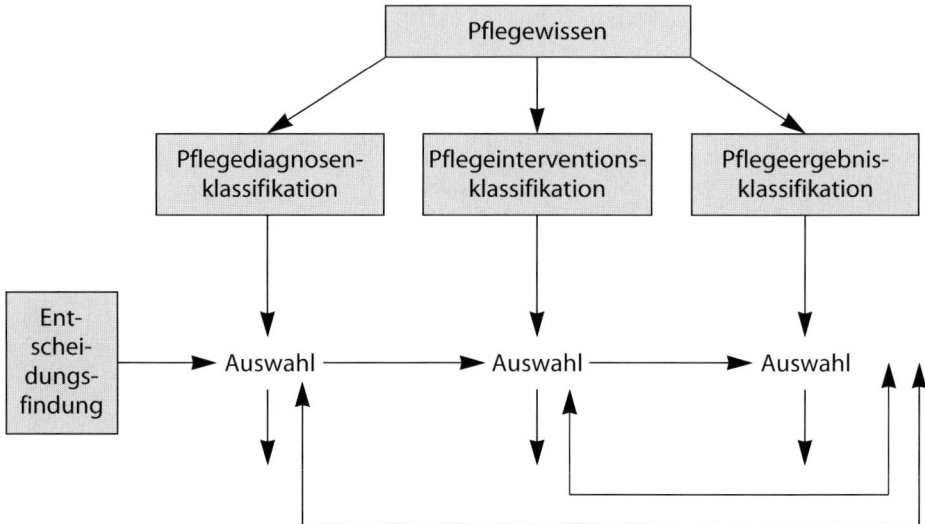

Abbildung 5-1: Das Pflegewissens- und Entscheidungsfindungsmodell (McCloskey und Bulechek, 1992)

National Conference Group for the Classification of Nursing Diagnosis. Die Diagnosebewegung gewann auch in Europa Anhänger. In Frankreich wurde 1991 die AFEDI (Association Francophone Européenne des Diagnostics Infirmiers gegründet. In den Niederlanden wurde zur selben Zeit erwogen, die ENDA (European Nursing Diagnosis Association) zu gründen. Die darauffolgenden europäischen Kongresse hatten vielsagende Themen. Im Jahr 1992 gab es den Kongress *NANDA, line of action for the Netherlands?* 1993 folgte in Kopenhagen die *First European Conference on Nursing Diagnoses: Creating a Euopean Platform.* Diese Konferenz, an der Pflegende aus 22 europäischen Ländern sowie aus Amerika, Australien und Afrika teilnahmen, hatte das Ziel, «eine vergleichbaren Bestand an Pflegediagnosen zu entwickeln». Die Plattform wurde 1995 in Brüssel auf der *Second European Conference on Nursing Diagnoses and Interventions* erweitert. Dort wurde die ACENDIO gegründet, die Europäische Vereinigung für gemeinsame europäische Pflegediagnosen,- interventionen und -ergebnnisse – Association for Common European Nursing Diagnoses, Interventions and Outcomes. Der erste ACENDIO-Kongress wurde 1997 in Amsterdam abgehalten, der zweite fand 1999 in Venedig statt. Der dritte folgte 2001 in Berlin. Die erste amerikanische Konferenz über Diagnosen, Interventionen und Ergebnisse der Pflege fand 1997 in Chicago statt. Das konzeptionelle Triptychon Diagnosen/Interventionen/Ergebnisse wurde innerhalb von 25 Jahren in der Pflege allmählich bekannt und akzeptiert.

Viele der heute bekannten Pflegeklassifikationen haben sich ursprünglich nicht am Modell «Diagnosen/Interventionen/Ergebnisse» orientiert. Die *Internationale Klassifikation der Pflegepraxis* (ICNP) ging beispielsweise zunächst von Pflege-fragen (Probleme, Diagnosen) und Pflegeangeboten (Aktivitäten, Interventionen) aus: «Nursing data should identify human responses to actual or potential health problems and situations that concern nurses and the way in which nurses, in turn, respond to them» (ICN, 1993) Pflegedaten sollten menschliche Reaktionen auf aktuelle und potentielle Gesundheitsprobleme und -situationen identifizieren, die Pflegende betreffen und die Art und Weise in der Pflegende auf diese reagieren. Übers. d. Lek.]. Was die Pflegeinterventionen betrifft, so erwähnt die ICN zwar die Möglichkeit, Pflegehilfsmittel zu inventarisieren; aber dieser Gedanke wurde später nicht weiterverfolgt.

Die *Internationale Klassifikation der Schädigungen, Fähigkeitsstörungen und Be-einträchtigungen* (ICIDH) klassifiziert Krankheitsfolgen. Auf Interventionen und Ergebnisse geht sie nicht ein.

Einige weitere Klassifikationen möchte ich an dieser Stelle nur kurz zusam-menfassen.

Home Health Care Classification (HHCC)

Virgina Sabas Home Health Care Classification (HHCC) für die ambulante Pflege besteht aus zwei unabhängig voneinander entwickelten Klassifikationen, die Pfle-gediagnosen und -interventionen ordnen (Saba, 1990). Allerdings kann man mit Hilfe eines Kodes das erwartete Pflegeergebnis oder Pflegeziel angeben: 1 = besser, 2 = stabilisiert, 3 = schlechter.

Das Omaha-System

Das Omaha-System umfasst ein *Problem Classification Scheme* (PCS): ein *Inter-vention Scheme* (IS) und eine Skala für das Ordnen von Problemen bezogen auf das Ergebnis (*Problem Rating Scale for Outcomes*, PRSO). Die PRSO soll die Fort-schritte des Patienten in Bezug auf bestimmte Probleme messen, aber auch den Pflegeprozess und die Pflegedokumentation unterstützen. Während des gesamten Pflegeprozesses kann man die Aufnahmedaten mit der Situation in einem be-stimmten Moment vergleichen und daraus Fortschritt, Stillstand oder Rückschritt ablesen. Diese Klassifikation enthält keine Übersicht von Fragen, die man (sich) stellen muss. «Es wird erwartet, dass Pflegende und andere Benutzer so gut aus-gebildet sind, dass sie für jedes Problem selbst die relevanten Konzepte finden» (Martin und Scheet, 1992).

Die PRSO besteht aus drei Ordinalskalen: für das Wissen, das Verhalten und den Zustand. Jede Skala besteht aus fünf Kategorien:

1. Wissen: die Fähigkeit des Patienten, sich an Informationen zu erinnern und diese zu interpretieren.

- kein Wissen

- geringes Wissen

- Grundwissen

- ausreichendes Wissen

- ausgezeichnetes Wissen

2. Verhalten: die beobachtbaren Reaktionen, Handlungen oder Aktivitäten des Patienten, abgestimmt auf Umstände oder Ziele.

- nicht angemessen

- selten angemessen

- inkonsistent angemessen

- normal angemessen

- konsistent angemessen

3. Zustand: das Befinden des Patienten in Bezug auf objektive und subjektive bestimmende Merkmale.

- extreme Merkmale

- schwere Merkmale

- mäßige Merkmale

- geringe Merkmale

- keine Merkmale

Das IVVP-System

In den Niederlanden ist das IVVP-System bekannt (Inhoud en Vastlegging van het Verpleegkundig/Verzorgend Proces [Inhalt und Definition des Pflegeprozesses]): an dem die Kruisvereniging/Sozialstation [Organisation für häusliche Pflege] Breda, heute Kruiswerk Gezinszorg Breda [häusliche Pflege und Familienfürsorge] seit Anfang der achtziger Jahre mitarbeitet. Aufgrund der Erfahrungen, die in fast zwei Jahrzehnten gemacht wurden, hat das IVVP sich zu einer umfassenden Klassifikation der gesunden menschlichen Funktionen entwickelt. Insofern hebt sie sich also von vielen anderen ab, die sich oft nur an Problemen orientieren, was Pflegende, die mit der NANDA-Klassifikation oder mit der ICIDH arbeiten, durchaus als problematisch empfinden. Das IVVP umfasst vier Teilklassifikationen, die Lebensfunktionen, Umweltbedingungen, die Selbstpflegefähigkeiten und die Aktivitäten im Haushalt ordnen (Van Loon, 1998). Das Kruiswerk Gezinszorg Breda plant jedoch nicht, Interventionen und Ergebnisse zu benennen, zu standardisieren und zu klassifizieren.

Projekt AZG

Im Universitätsklinikum Groningen wird seit 1993 an der Entwicklung von Standardpflegeproblemen und -plänen bearbeitet, Das Projekt heißt *Standaardiseren van verpleegproblemen en interventies* (*Standaardverpleegproblemen*, 1998). Die Pflegeergebnisse fehlen; aber bei der Entwicklung von Standards müssen auch Pflegeziele, also die beabsichtigten Pflegeergebnisse berücksichtigt werden.

Warum also ein dreifaches konzeptionelles Modell und kein zweifaches? Warum keine Klassifikation von Pflegehilfsmitteln, wie das Team der ICNP anregte und wie das Nederlands Paramedisch Instituut (NPi) es tut? Das NPi arbeitet seit 1990 mit den Berufsorganisationen Ergotherapie, Physiotherapie, Übungstherapie-Cesar, Übungstherapie-Mensendieck und Podologie an einer eindeutigen Terminologie sowie an der Entwicklung einer Klassifikation für Aktivitäten in ärztlichen Hilfsberufen, einer Klassifikation der Hilfsmittel für ärztliche Hilfsberufe, einer Klassifikation der Anatomischen Lokalisation für ärztliche Hilfsberufe und einer Klassifikation der «Medizinischen» Begriffe für ärztliche Hilfsberufe.

Außerdem: Sollte die Pflegepraxis (nicht auch) auf der Definition, Standardisierung und Klassifikation von Pflegeprognosen oder prognostischen Faktoren basieren (Schout und Kaaijk, 1998)?

Diese Fragen brauchen wir hier nicht zu beantworten. Wir gehen nur von dem verfügbaren und weitgehend akzeptierten Modell von McCloskey und Bulechek aus, also vom Pflegewissens- und Entscheidungsfindungsmodell. Auf dieser Grundlage befassen wir uns zunächst mit der NANDA-Klassifikation und mit der *Pflegeergebnisklassifikation* (NOC). In Kapitel 8 kommen wir dann auf die Wechselbeziehungen zwischen diesen Klassifikationen und die Folgen für die Pflege, das Pflegemanagement, die Pflegepädagogik sowie die Pflegeforschung und die Entwicklung von Pflegetheorien zurück.

5.1 Nordamerikanischen Pflegediagnosen- vereinigung (NANDA)

5.1.1 Entstehung und Entwicklung

Anfang der siebziger Jahre hatten in den USA einige Pflegende die Gelegenheit, an einem multidisziplinären Workshop teilzunehmen – allerdings unter einer Bedingung: Sie sollten Daten über die Pflegepraxis einbringen, die automatisch verarbeitet werden konnten und für ihren Beruf spezifisch waren. Die Pflegenden konnten diese Bedingung nicht erfüllen. Sie waren nicht imstande, eine Liste von Phänomenen zu erstellen, die sowohl pflegebezogen als auch kodierbar waren. Außerdem stellte die Pflegeterminologie sich als ungenau heraus und war nicht geeignet, pflegespezifische Phänomene in Worte zu fassen. Die Pflegenden baten die School of Nursing der St. Louis University um Hilfe. Im Jahr 1973 trat zum erstenmal die *National Conference Group for the Classification of Nursing Diagnoses* zusammen. Die Teilnehmer waren Pflegende, die versuchen wollten, Pflegediagnosen zu formulieren und zu definieren, zu entwickeln und zu klassifizieren (Warren und Hoskins, 1990).

Die *National Conference Group* hielt 1975, 1978, 1980 und 1982 Konferenzen ab, an denen nur geladene Gäste teilnahmen. Während der Tagung im Jahr 1982 wurde die NANDA gegründet, die *North American Nursing Diagnosis Association*. Sie hält regelmäßig Konferenzen ab, zu denen Pflegende, aber auch andere Fachleute eingeladen sind. Die nationalen Konferenzen erhalten dadurch einen internationalen Charakter. 1998 fand die Konferenz der NANDA in St. Louis statt, im Jahr 2000 in Orlando.

5.1.2 Die klassifizierten Elemente

Die Klassifikation der NANDA ordnet Pflegediagnosen. Die Meinungen über Pflegediagnosen waren nicht immer klar und eindeutig, weder auf der konzeptionellen Ebene noch auf der operationalen und auch nicht, was die Akzeptanz bei Pflegenden und die Anwendung in der Praxis betraf (Warren und Hoskin, o. J.). Auch außerhalb der NANDA fielen diese Unklarheiten auf. Die ICNP-Gruppe teilte beispielsweise mit, dass die international unterschiedlichen Auffassungen über Pflegediagnosen und der große Unterschied in der Akzeptanz einer der Gründe dafür sei, dass die *Internationale Klassifikation der Pflegepraxis* sich um die Klassifikation von Pflegephänomenen, nicht aber von Pflegediagnosen bemühe (ICN, 1996, 26). Andererseits werden Pflegephänomene definiert als «Phänomene, die Pflegende diagnostizieren»! Auch in den Niederlanden gibt es Widerstand gegen Pflegediagnosen sowie konzeptionelle und operationale Unklarheiten in der Vorstudie zu einem eindeutigen Pflegebegriffsrahmen [Vooronderzoek eenduidig verpleegkundig begrippenkader] (NRV, 1993; Van der Bruggen und Ten Napel, 1996).

Die NANDA konnte sich über die folgende Definition einigen: «A nursing diagnosis is a clinical judgement about individual, family, or community responses to actual or potential health problems or life processes. Nursing diagnoses provide the basis for the selection of nursing interventions to achieve outcomes for which the nurse ist accountable» [Eine Pflegediagnose ist eine klinische Beurteilung der Reaktion von Individuen, Familien oder sozialen Gemeinschaften auf aktuelle oder potentielle Gesundheitsprobleme oder Lebensprozesse. Pflegediagnosen bilden die Grundlage für die Auswahl von Pflegeinterventionen zur Erreichung von Ergebnissen, für die die Pflegeperson verantwortlich ist] (NANDA, 1990).

Die NANDA-Diagnosen haben einen Titel (ein Label oder Etikett) und werden danach klassifiziert. In der Taxonomie sind die Titel mit den dazugehörigen wichtigsten bestimmenden Kennzeichen, Risikofaktoren und beeinflussenden Faktoren aufgeführt. Die bestimmenden Kennzeichen oder Merkmale wurden in den ersten Jahren der NANDA in essentielle und unterstützende bestimmende Kennzeichen [Hauptkennzeichen und Nebenkennzeichen] eingeteilt. Später ersetzte man diese Einteilung durch primäre und sekundäre bestimmende Kennzeichen. In den Worten von Gordon (1993) geht es hierbei um die Problemdefinition, also um den **P**flegediagnosentitel (P). Für das benannte Problem sind ursächliche oder **E**influssfaktoren Faktoren (E) festzustellen. Eine Diagnose hat Kennzeichen, nämlich Zeichen und **S**ymptome (S). Diese Elemente bilden zusammen die «PES-Struktur».

Nach der PES-Struktur hat in einem unserer Beispiele die Krankenschwester Sylvia gearbeitet. Sie hat bei ihrer Patientin die Pflegediagnose «Schlafstörungen» gestellt. In der NANDA-Klassifikation ist diese Diagnose mit 6.2.1 kodiert und wie folgt ausgearbeitet (ein Stern* steht für Hauptkennzeichen):

6.2.1 Schlafstörungen

Definition
Eine zeitlich begrenzte Unterbrechung der Schlafdauer und -qualität. [Schlaf wird definiert als natürliche, regelmäßige Aufhebung des Bewusstseins).

Bestimmende Kennzeichen, Merkmale
*Verlängerte Aufwachphase; *selbstinduzierte Beeinträchtigung des normalen Schlafmusters; Einschlafphase länger als 30 Minuten; *frühmorgentliche Schlaflosigkeit; Aufwachen erfolgt früher oder später als gewünscht; verbale

Klagen über Einschlafschwierigkeiten; verbale Klagen über mangelndes Ausgeruhtsein; *erhöhter Anteil an Stadium: 1-Schlafphasen; *Unzufriedenheit mit dem Schlaf; *geringere altersentsprechende Schlafdauer; *drei- oder mehrmaliges nächtliches Erwachen; *verringerter Anteil an Stadium: 3- und 4-Schlafphasen (z. B.: erhöhte Reizbarkeit, sehr starke Schläfrigkeit, verminderter Antrieb, Motivation; verminderte Anteile an REM-Schlafphasen (z. B. REM-Rebound, Hyperaktivität, emotionale Labilität; Agitiertsein, Impulsivität, atypische Schlafkurven); verminderte Funktionsfähigkeit

Ursächliche oder beeinflussende Faktoren

Psychologische Faktoren: *wiederkehrende Gedanken vor dem Einschlafen; *Aktivitätsmuster am Tag; *Gedanken an zu Hause; *Körpertemperatur; *Temperament; *Diät; *unangemessene Schlafhygiene; *anhaltender Gebrauch von Schlafmitteln; *zirkadiane Asynchronifizierung; *häufig wechselnder Schlaf-Wach-Rhythmus; *Depression; *Einsamkeit; *häufige Reisen über Zeitzonen hinweg; *Exposition gegenüber Tageslicht/Dunkelheit; *Trauer; *vorwegnehmende Gedanken; *Schicht-Arbeit; verzögertes oder beschleunigtes Schlafphasen-Syndrom; Verlust des Schlafpartners, veränderte Lebensumstände; *ausschließliches beschäftigt sein mit dem Versuch einzuschlafen; *periodische, geschlechtsbezogene hormonelle Veränderungen; *biochemische Substanzen; *Furcht; *Trennung von Bezugspersonen; *gesellschaftlicher Zeitplan unvereinbar mit Biorhythmus; altersbedingte Schlafveränderungen; *Angst; *Medikamente; *Furcht vor der Schlaflosigkeit; *Erschöpfung; unangemessen konditionierte Wachheit; *Langeweile

Umgebungsfaktoren: *Lärm; *ungewohnte Schlafstätte; *Umgebungstemperatur, Luftfeuchtigkeit; *Beleuchtung; *durch andere Personen bedingtes Aufwachen; *übermäßige äußere Anregung; *freiheitsbeschränkende Maßnahmen; *mangelnde Privatheit/Kontrolle; *pflegebedingte Schlafunterbrechungen (Pflegemaßnahmen, Monitoring, Labortests); *Schlafpartner; *toxische Gerüche

Elternbezogene Faktoren: *Schlaf-Wach-Rhythmus der Mutter; *Eltern-Kind-Interaktion; mütterliche emotionale Unterstützung

Physiologische Faktoren: *Harndrang; *Einnässen; *Fieber; *Übelkeit; Sekretstau, *Kurzatmigkeit; *Lagerung; Reflux

(NANDA, 1998)

Anmerkung: Die Defintion wurde im Rahmen der Überprüfung durch das Überprüfungskomitee (DRC) 1998 verändert; * markiert die veränderten Kennzeichen und beeinflussenden Faktoren.

Als zweites Beispiel folgt eine weitere Pflegediagnose, die Sylvia gestellte hat:

6.1.1.1 Beeinträchtigte körperliche Mobilität

Definition
Eine Begenzung der unabhängigen, absichtlichen Bewegungsfähigkeit des Körpers und der Gliedmaßen.

Bestimmende Kennzeichen, Merkmale
*Posturale Instabilität bei der Ausübung gewohnheitsmässiger ADLs; *begrenzte Fähigkeit, grobmotorische Bewegungen auszuführen; *begrenzte Fähigkeit, feinmotorische Bewegungen auszuführen; *unkoordinierte oder ruckartige Bewegungen; begrenzte Bewegungsfähigkeit (ROM); *Schwierigkeiten beim Drehen; *verminderte Raktionszeit; Belastungsdyspnoe; *Gangveränderungen (z. B. verminderte Gehfähigkeit, -geschwindigkeit, Schwierigkeiten einen Schritt zu initiieren, Kleinschrittigkeit, schlurfender Gang, übermäßiges seitliches Schwanken oder Schaukelgang); sich beschäftigen mit Ersatzhandlungen anstelle von Bewegung (z. B. erhöhte Aufmerksamkeit für die Aktivitäten anderer, kontrollierendes Verhalten, fokussieren auf die Aktivitäten vor der Erkrankung/ Behinderung; *verlangsamte Bewegung; *bewegungsinduzierter Tremor

Ursächliche oder beeinflussende Faktoren
*Medikamente; verordnete Bewegungseinschränkungen; *beeinträchtigtes Wohlbefinden; mangelnde Kenntnisse bzgl. der Bedeutung von Bewegung; *Body Mass Index 75 % über dem altersentsprechenden Wert; *wahrnehmungsbezogene Beeinträchtigungen; neuromuskuläre Beeinträchtigungen; Intoleranz gegenüber körperlichen Belastungen, verminderte körperliche Kraft oder Ausdauer; Schmerzen; muskuloskeletale Beeinträchtigungen; depressive Stimmung oder Angst; kognitive Beeinträchtigung; verminderte Muskelkraft, – kontrolle und/oder -masse; *sitzender Lebensstil oder Immobilisierung; *selektive oder generelle Unterernährung; *verminderte Knochenfestigkeit; *Entwicklungsverzögerung; *Gelenksteifigkeit oder -kontrakturen; *begrenzte kardiovaskuläre Ausdauer; *veränderter Zellstoffwechsel; *Mangel

an physischer oder sozialer Unterstützung durch die Umgebung; *kulturelle Vorstellungen über altersgerechte Aktivität

(NANDA, 1998)

Anmerkung: Die Definition wurde im Rahmen der Überprüfung durch das Überprüfungskomitee (DRC) 1998 verändert; * markiert die veränderten Kennzeichen und beeinflussenden Faktoren. Vorgeschlagene Klassifikation für den Funktionsgrad: 0 = Völlig abhängig; 1 = braucht Unterstützung durch Hilfsmittel; 2 = braucht Unterstützung durch eine andere Personen in Form von Assistenz, Supervision oder Beratung; 3 = braucht Unterstützung durch Hilfsmittel oder einer anderen Person; 4 = unabhängig, nimmt nicht an Aktivitäten teil.

Der Klassifikationsprozess, dem die National Conference Group for the Classification of Nursing Diagnoses und später die NANDA folgten, wurde 1974 nach der ersten Zusammenkunft der National Conference Group beschrieben. Der Prozess besteht aus vier Schritten:

1. Feststellung aller Phänomene, die Pflegende bei Patienten diagnostizieren

2. Einigung erzielen über eine konsistente Nomenklatur, mit der die Pflege, wie im ersten Schritt beschrieben, benannt werden kann

3. Gruppieren der identifizierten Diagnosen, der Diagnosentitel in Klassen und Unterklassen, so dass Muster und Verwandtschaften erkennbar werden

4. Entwerfen von Ziffernkodes oder Abkürzungen für die Terminologie, um die Anwendung der Klassifikation per Hand oder mit EDV zu erleichtern.

Bei den ersten Konferenzen wurden die Teilnehmer in Arbeitsgruppen eingeteilt, die den Auftrag erhielten, Pflegediagnosen zu benennen. Manche Teilnehmer taten das, indem sie sich Pflegesituationen in Erinnerung riefen; sie gingen also induktiv vor. Andere entwickelten Diagnosen auf der Basis einer Theorie oder eine konzeptionellen Modells, mit der/dem sie vertraut waren; sie gingen demnach deduktiv vor. Anschließend nahmen die Konferenzteilnehmer die Diagnosen per Mehrheitsbeschluss an. Nachdem die Konferenzen seit 1982 allen Pflegenden zugänglich waren, konnte jeder Diagnosen vorschlagen. Diese Möglichkeit besteht heute noch; aber die Einreichungs- und Beurteilungsprozedur hat sich im Laufe der Jahre geändert.

Auf diese Weise entstand eine ansehnliche Sammlung von Pflegediagnosen. Im Jahr 1999 galten 151 als geeignet für den klinischen Gebrauch oder für Forschungsarbeiten. Etwa 210 Diagnosen waren der NANDA zur Beurteilung vorgelegt worden, darunter etwa 175 von der *American Nurses Association Psychiatric Mental Health Nursing Group* (NANDA, 1997/1999).

5.1.3 Die Art der Klassifikation

Die vielen Pflegediagnosen mussten selbstverständlich geordnet und klassifiziert werden. Die *National Conference Group* konnte sich jedoch nicht über ein Klassifikationsschema einigen. Darum wurde beschlossen, die Pflegediagnosen in alphabetischer Reihenfolge zu ordnen. Auf der dritten Konferenz wurde eine Gruppe von Pflegetheoretikern damit beauftragt, unter der Leitung von Callista Roy an einer besseren Klassifikation zu arbeiten. 1982, auf der fünften Konferenz, wurden die neun menschlichen Reaktionsmuster Verhaltensmuster vorgestellt, die von da an als Ordnungsprinzip für die NANDA-Klassifikation dienten. Diese neun menschlichen Reaktionsmuster basierten auf Kennzeichen des «unitary man», ein Terminus der auf *A Science of Unitary Man* oder *The Science of Unitary Human Beings* zurückgeht, also auf die Pflegetheorie, die Martha Rogers seit Ende der sechziger Jahre erarbeitet hat. Die Reaktionsmuster des «unitary man» sind in der Praxis nur schwer anwendbar. Sie wurden gründlich diskutiert und schließlich in «menschliche Reaktionsmuster» umbenannt und eindeutig definiert, so dass man in einem gewissen Umfang von einer Inhaltsvalidität der neun Hauptkategorien sprechen kann (Kerr, Hoskins, Fitzpatrick, Warren et al., 1992). **Tabelle 5-1** auf S. 58 gibt die neun Reaktionsmuster wider.

Die Reihenfolge dieser Aufzählung besitzt keine innere Logik: Das erste Muster, das entwickelt wurde (zufällig war es «Austauschen»): erhielt die Nummer 1, das zweite («Kommunizieren») die Nummer zwei und so weiter. Auch innerhalb der Reaktionsmuster wurden die Diagnosen «nach Eingang» durchnumeriert (Warren und Hoskins, 1990).

Die induktiv zustande gekommene NANDA-Klassifikation ist zumindest in ihrer ersten Fassung eine nebenordnende Klassifikation. Innerhalb der neun Reaktionsmuster bestehen also hierarchische Beziehungen. Die Diagnosetitel werden auf vier Abstraktionsebenen geordnet, wobei Ebene 1 die abstrakteste und Ebene 4 die am wenigsten abstrakte ist. Die Konzepte mit hohem Abstraktionsniveau sind theoretischer Art, lassen sich nicht unmittelbar messen und eigenen sich nicht oder nur unter Schwierigkeiten für die Planung von Interventionen. Konkrete Begriffe sind dagegen beobachtbar und messbar; sie benennen ein Objekt oder eine Klasse von Objekten und können für die Erstellung eines Pflegeplans brauchbar sein. Abstraktionsebene 1 umfasst die Ebenen 2, 3 und 4; Ebene 2 umfasst die Ebenen 3 und 4; Ebene 3 umfasst Ebene 4.

[Das NANDA Taxonomiekomitee stellte auf der 13. NANDA-Konferenz 1998 eine neue Klassifikation (Taxonomy II) vor. Diese basiert auf einem multiaxialen Bezugsrahmen aus 12 gesundheitsbezogenen Verhaltensmustern (health pattern). Die Anlehung an Marjory Gordons 11 Funktionelle Verhaltensmuster (functional health patterns) ist unverkennbar. (Anm. d. Lek.)].

Tabelle 5-1: Die 9 menschlichen Reaktionsmuster, verwendet als NANDA-Klassifikation (Kerr, Hoskins, Fitzpatrick, Warren et al., 1992).

1. Muster	*Austauschen.* Ein menschliches Reaktionsmuster des Gebens und Nehmens. Exchanging: A human response pattern involving mutual giving and receiving.
2. Muster	*Kommunizieren.* Ein menschliches Reaktionsmuster des Sendens von Nachrichten. Communicating: A human response pattern involving sending messages.
3. Muster	*In Beziehung treten.* Ein menschliches Reaktionsmuster des Aufbaus und der Erhaltung von Beziehungen. Relating: A human response pattern involving establishing bonds.
4. Muster	*Wertschätzen.* Ein menschliches Reaktionsmuster des Beimessens von Wert und Bedeutung. Valuing: A human response pattern involving assigning of relative worth.
5. Muster	*Wählen.* Ein menschliches Reaktionsmuster des Wählens zwischen Alternativen. Choosing: A human response pattern involving selecting alternatives.
6. Muster	*Bewegen.* Ein menschliches Reaktionsmuster des Bewegens. Moving: A human response pattern involving activity.
7. Muster	*Wahrnehmen.* Ein menschliches Reaktionsmuster des Empfangens von Informationen. Perceiving: A human response pattern involving receiving information.
8. Muster	*Wissen.* Ein menschliches Reaktionsmuster, des Erschliessens der den Informationen innewohnenden Bedeutungen. Knowing: A human response pattern involving the meaning associated with information.
9. Muster	*Fühlen.* Ein menschliches Reaktionsmuster des subjektiven Bewußtwerdens von Informationen. Feeling: A human response pattern involving the subjective awareness of information.

5.1.4 Kategoriebildung

Auf die oben beschriebene Art und Weise entstand die NANDA-Klassifikationsstruktur mit den neun nebengeordneten menschlichen Reaktionsmustern und den darin hierarchisch geordneten Diagnosetiteln. Die Klassifikation erhebt den Anspruch, als Struktur vollständig zu sein: Alle vorhandenen und künftigen Pflegediagnosen müssen sich in diesem Rahmenwerk unterbringen lassen. Es gibt nämlich keine zehnte «Restkategorie». Auch innerhalb der Reaktionsmuster findet man in der hierarchischen Struktur keine Kategorien mit der Bezeichnung «übrige».

Allerdings sind dank der numerischen Kodierung Ergänzungen möglich, sie sind sogar vorgesehen (revidierte *Taxonomy I*, ins Niederländische übersetzt von De Kuiper in Bruggink und Regeer, 1992; deutsch: NANDA (2000)). Manche Diagnosen, deren Zweck vermutet werden konnte, hat das Taxonomy Committee der NANDA vorläufig in die Klassifikation aufgenommen, wenn auch in viereckigen Klammern. Hierbei hat das Komitee keine Vollständigkeit angestrebt, sondern sinnvolle Vorschläge berücksichtigt. Übrigens kommen diese «dummy diagnoses» in den letzten Versionen der NANDA-Taxonomie nicht mehr vor, auch nicht in der offiziellen niederländischen/deutschen Übersetzung dieser Taxonomie (*NANDA*, 1997/2000).

Die Aufnahme von Diagnosetiteln als «reminder» macht die Klassifikation vollständiger und ermöglicht es dem Benutzer, die generischen Beziehungen innerhalb der Klassifikation einzuschätzen. In der neusten Liste der von der NANDA gutgeheißenen Pflegediagnosen finden wir beispielsweise folgende Aufzählung von Diagnosentiteln:

(…)
1.3.2.2	Harnverhalt
1.4.1.1	veränderte Gewebedurchblutung (spezifiziere Typ: renal, cerebral, kardiopulmonal, gastrointestinal, peripher)
1.4.1.2.1	Flüssigkeitsüberschuss
1.4.1.2.2.1	Flüssigkeitsdefizit
1.4.1.2.1.2	Gefahr eines Flüssigkeitsdefizits
1.4.2	verminderte Herzleistung

(…)

Die wechselseitigen Beziehungen zwischen den Diagnosetiteln sind schwer zu beurteilen. Befinden die Konzepte sich auf verschiedenen Abstraktionsebenen? Was verhält sich hierarchisch in Bezug auf was? Was steht auf derselben Ebene wie «vermindertes Herzminutenvolumen» (1.4.2)? Und von welchem Genus sind 1.4.1 und 1.4.2 die Spezies? Also: was soll in 1.4 stehen?

De Kuipers Übersetzung der *Taxonomy* (1990): die auch «dummies» aufnimmt, gibt einige Anhaltspunkte (* hinter dem Titel bedeutet: bei De Kuiper nicht in viereckigen Klammern, aber in NANDA 1997 noch nicht vermerkt):

1.	Austauschen
1.1	Nahrungsaufnahme, verändert*
	(...)
1.2	körperliche Regulierung, verändert*
	(...)
1.3	Ausscheidung, verändert*
	(...)
1.4	[Kreislauf, verändert]
1.4.1	[vaskulär]*
1.4.1.1	Gewebeperfusion
1.4.1.2	Flüssigkeitsvolumen*
1.4.2	kardial*
1.4.2.1	kardialer Input, vermindert
1.5	[Sauerstoffversorgung, verändert]
	(...)
1.6	[körperliche Integrität, verändert]
	(...)

Vollständig ausgearbeitete Kategorien ermöglichen es dem Benutzer außerdem, sie nach Merkmalstyp und Merkmal zu beurteilen. Was war beispielsweise der Merkmalstyp bei der Unterteilung von *Gefahr einer Körperschädigung* (1.6.1) in *Erstickungsgefahr* (1.6.1.1): *Vergiftungsgefahr* (1.6.1.2): *Verletzungsgefahr* (1.6.1.3): *Aspirationsgefahr* (1.6.1.4) und *Gefahr eines Immobilitätssyndroms* (1.6.1.5)? Und was waren die tatsächlichen Merkmale, oder was könnten die Merkmale sein?

Die Arbeitsgruppe, die Anfang der achtziger Jahre den Auftrag bekam, die bis dahin vorhandenen Pflegediagnosen theoretisch zu begründen, stellte fest, dass den Diagnosen fast 60 verschiedene Konzeptsysteme zugrunde lagen. Diese Vielfalt zeigt, welche widersprüchlichen Auffassungen von Pflegediagnosen Ende der siebziger Jahren verbreitet waren (Kerr, Hoskins, Fitzpatrick, Warren et al., 1992). Diese theoretische Vielfalt ist in der NANDA-Taxonomie heute noch erkennbar. So ist beispielsweise der Einfluss von Roy, Orem, King, Rogers und (vieler) anderer Autoren teils auffallend, teils zu vermuten:

• Roy, z.B.: unwirksames individuelles Bewältigungsverhalten (Coping) (5.1.1.1): unwirksames, behinderndes Bewältigungsverhalten (Coping) der Familie (5.1.2.1.1 und 5.1.2.1.2);

- Orem, z. B.: feeding: self-care deficit (6.5.1): ebenso bathing/hygiene self-care deficit, dressing/grooming self-care deficit und toileting self-care deficit (6.5.2 bis 6.5.4); [hierbei handelt es sich um ein auf das Konzept der activities of daily living (ADL) bezogenes Konzept, weswegen diese Diagnosen mit Selbstversorgungsdefizit übersetzt wurden. Anm. d. Lek.]

- King, z. B.: verändertes Wachstum und veränderte Entwicklung, (amerikanisch: altered growth and development);

- Rogers, z. B.: Energiefeldstörung (1.8).

Diese theoretische Pluralität wird eher zunehmen als abnehmen, solange alle Pflegenden Diagnosen zur Annahme vorschlagen können. Die Frage ist, wie hinderlich das für den Gebrauch der Diagnosen in der Pflegepraxis sein kann. Im Rahmen des Pflegewissens- und Entscheidungsfindungsmodells (siehe S. 48) kann es nützlich sein, das Wissen sichtbar zu machen, das sich in der Pflege angesammelt hat. Problematisch erscheint das vom Standpunkt einer Klassifikation aus: Sind und bleiben die Kategorien immer auf einem «level of discours»?

Zum Schluss: Im Laufe der Jahre wurde mit den Klassifikationen der NANDA mehr oder weniger experimentiert. Einige mögliche Alternativen wurden entwickelt und nach einer Evaluation und Diskussion wieder verworfen. Die Klassifikation nach Gordon ist nach wie vor bekannt. Viele Pflegende ziehen diese Einteilung in elf Funktionelle Verhaltensmuster den neun menschlichen Reaktionsmustern vor. Veröffentlichungen wie das *Handbuch Pflegediagnosen*, seit 1994, und sogar die offizielle niederländische/deutsche Übersetzung der NANDA-Pflegediagnosen (*NANDA, 1997/2000*) weisen neben den ursprünglichen neun *Human Response Patterns* auch auf die Klassifikation von Gordon hin.

Auf die Klassifikation und Kategoriebildung nach Gordon kann ich in diesem Buch nicht eingehen.

5.1.5 Die Achsen

Im Laufe ihrer Entwicklung wurde die NANDA mit folgendem Problem konfrontiert. Es wurde immer häufiger bezweifelt, dass die gesamte Pflegepraxis sich in einer einzigen Taxonomie von Pflegediagnosen unterbringen lässt. Während der achten Konferenz wurde daher vereinbart, dass der Taxonomieausschuss versuchen solle, einige Achsen zu entwickeln. Die taxonomischen Probleme wurden so zusammengefasst (Hoskins, Fitzpatrick, Warren, Carpenito et al., 1992):

1. Wer oder was bildet die analytische Einheit, zum Beispiel Patient, Familie, Umfeld? Lassen sich verschiedene analytische Einheiten in einer Taxonomie

unterbringen, oder ist beispielsweise eine eigene Taxonomie für Diagnosen erforderlich, die das Umfeld betreffen?

• Einerseits ist festzustellen, dass viele Diagnosen sowohl auf Individuen als auch auf Gruppen zutreffen, etwa die Diagnose «beeinträchtigte verbale Kommunikation». Andererseits sind Rückschlüsse von Individuen auf Gruppen nicht immer sinnvoll. Zudem stellte sich heraus, dass die diagnostischen Kategorien zahlreiche Lücken aufweisen, was das Umfeld angeht.

2. Was ist mit Diagnosen zu tun, die sich auf Zustände und das Wohlbefinden beziehen? Können sie neben problemorientierten Diagnosen in eine einzige Klassifikation aufgenommen werden?

• Viele Pflegende haben es bei der Arbeit nicht oder weniger mit Problemen zu tun, sondern eher mit Menschen, die nach optimaler Gesundheit streben und Risiken vorbeugen oder verringern wollen. Pflegediagnosen sollten sich daher auch auf die Förderung der Gesundheit und des Wohlbefindens beziehen und müssen in diesem Fall positiv formuliert werden.

3. Wie sollen Wachstum und Entwicklung geplant werden? Kann dieser Aspekt bei jeder Diagnose berücksichtigt werden?

• Die Entwicklung gilt als integraler, aber eigenständiger Bestandteil des Wachstums. Oft wird die Meinung vertreten, dass ein Entwicklungselement in jedem diagnostischen Konzept zu finden ist, zum Beispiel Ernährung, Kommunikation, Schmerzen. Deshalb sollten Wachstum und Entwicklung bei jeder Diagnose beurteilt werden.

4. Wie lassen sich spezielle Diagnosen einordnen, beispielsweise in der Notfallversorgung? Kann ein System entwickelt werden, in das Diagnosen dieser Art passen?

• Dieser Diskussionspunkt ist im Grunde auf eine längst nicht beantwortete Frage zurückzuführen: Ist die Pflegediagnose (und die damit verbundene Intervention) autonom? Mitunter wird behauptet, Pflegediagnosen und Pflegeinterventionen müssten autonom sein, d. h. Diagnosen müssten gestellt und Interventionen geplant und ausgeführt werden, unabhängig von anderen Disziplinen der Gesundheitspflege. Andere sind der Auffassung, dass in der Pflege eine Abgrenzung der beteiligten Disziplinen nicht immer möglich ist.

Angesichts dieser Diskussion ist es nicht verwunderlich, dass manche Experten dafür eintraten und eintreten, verschiedene Klassifikationen zu erstellen. Die NANDA hat sich jedoch dafür entschieden, eine einzige Taxonomie zu entwickeln, wenn auch mit mehreren Dimensionen.

Im Jahr 1990 wurde auf der neunten Konferenz der erste Entwurf der *Taxonomy II* vorgestellt. Er weist mehrere Achsen auf. Das Taxonomy Committee schlug vor, jede der oben genannten Fragen als separate Achse in der Taxonomie zu verarbeiten.

In der *Taxonomy II* bekommt jede Diagnose einen alphanumerischen Kode, der anzeigt, zu welchem menschlichen Reaktionsmuster sie gehört, und aus dem die Abstraktionsebene und die Achse ersichtlich ist. Die drei oder vier vorgeschlagenen Achsen sind (Warren, 1991):

1 analytische Einheit
2 Alter
3 Wohlbefinden und Krankheit.

1. Analytische Einheit

Diese Achse hat drei Kategorien: Person (Kode 1): Familie (Kode 2) und Gemeinschaft (Umfeld, Kode 3). Eine Person ist «ein einzelner Mensch, der sich von anderen unterscheidet». Eine Familie «besteht aus zwei oder mehr Personen mit einer dauerhaften Beziehung, gegenseitigen Pflichten, einem Gemeinschaftsgefühl, gemeinschaftlichen Pflichten gegenüber anderen und oft Blutsverwandschaft oder gesetzlicher Bindung». Eine Gemeinschaft ist «eine Einheit von Menschen, die ein Ziel, einen Standpunkt, ein Interesse oder ein Bedürfnis gemeinsam haben und eine gemeinsame Identität oder gemeinsame Merkmale besitzen, oder ein Ort mit den dazugehörigen sozialen und nicht-sozialen Mitteln und Strukturen». Gemeinschaften unterscheiden sich nach Art und Umfang stark voneinander.

2. Alter

Diese Achse betrifft die Frage des Wachstums und der Entwicklung. Es wurde ein allgemeines Kodierungsschema beschlossen:

00 Fetus
01 neugeborenes Kind
02 Säugling
03 Kleinkind
04 Vorschulkind
05 Schulkind
06 Jugendliche
07 junge Erwachsene

08 Erwachsene in mittlerem Alter
09 junge Ältere
10 Ältere.

3. (und 4.?) Wohlbefinden und Krankheit (eine oder zwei Achsen)

Das Taxonomy Committee stellte hier ein Problem auf der konzeptionellen Ebene fest. Wir können Wohlbefinden und Krankheit als zwei verschiedene Phänomene auffassen; dann sind zwei Achsen notwendig. Aber die beiden Begriffe können auch als Enden eines Kontinuums verstanden werden; dann gehören sie beide auf eine Achse. Obwohl diese Frage nicht beantwortet wurde, stieß die Definition auf breite Zustimmung: Wohlbefinden ist «das Erfahren von Lebensprozessen, die mit der erwarteten Lebensqualität übereinstimmen». Krankheit ist «das Erfahren von Gesundheitsproblemen, die Funktionen behindern, oder das Risiko solcher Probleme».

Andere Achsen

Das Taxonomy Committee hat auch über die Einführung anderer Achsen diskutiert, zum Beispiel *Pflegeintensität* und *Dauer der Störung*. Obwohl die Bedeutung dieser Dimensionen in der Pflegediagnostik bekannt ist, wurde (noch) keine Einigung darüber erzielt.

Die Einführung von Achsen löst zwar wichtige Probleme (vor allem kann die NANDA sich auf eine Taxonomie beschränken und benötigt keine Teilklassifikationen): aber das Taxonomy Committee rechnet damit, dass sich weitere Fragen stellen werden, zum Beispiel:

- Sind die Achsen auf alle Diagnosen anwendbar oder nur auf bestimmte?

- Hat die Einführung von Achsen Folgen für die Kennzeichen einer Diagnose?

- Hat das Einführen von Achsen Folgen für die beeinflussenden Faktoren einer Diagnose?

- Welche Interventionen und Pflegeergebnisse gehören zu den einzelnen Diagnosen? Verändern sich diese unter dem Einfluss der Achsen, und wenn ja, wie? (Hoskins, Kerr, Fitzpatrick, Warren et al., 1992).

Die letzte Frage – sie betrifft die Wechselbeziehungen zwischen Pflegediagnosen, -interventionen und -ergebnissen – musste übrigens schon gestellt werden, bevor von multiaxialen Taxonomien die Rede war. Die Frage ergibt sich nämlich aus dem oben vorgestellten Pflegewissens- und Entscheidungsfindungsmodell von McCloskey und Bulechek (1992). Sie hat natürlich auch Bedeutung für die anderen hier besprochenen Klassifikationen. Darum gehe ich auf diese Frage in Kapitel 8 näher ein und versuche eine erste Antwort zu geben.

5.1.6 Künftige Entwicklungen

Früher hat die NANDA sich um Zusammenarbeit mit der World Health Organization bemüht. Im Jahr 1989 veröffentlichte sie ihre *Taxonomy I* mit Kodierungen, welche die Aufnahme der *Taxonomy I* in die ICD-10 ermöglichen sollten. Zu diesem Zweck wurde diese Klassifikation teilweise geändert. Die neun Funktionsmuster wurden beibehalten, die vier Abstraktionsebenen aber auf zwei reduziert. Außerdem gab es einige Änderungen im Text.

Die überarbeitete *Taxonomy I* wurde 1989 vorgelegt, jedoch nicht für die zehnte Version der *International Classification of Diseases* akzeptiert. Seither nimmt die NANDA keine Rücksicht mehr auf die Klassifikation(en) der WHO, sondern strebt eine Kooperation mit einer anderen großen internationalen Organisationen zusammen: dem Internationalen Pflegeverband (ICN). Diese Zusammenarbeit soll sich auf die Entwicklung der *Internationalen Klassifikation der Pflegepraxis* (ICNP) beziehen.

In den kommenden Jahren muss die NANDA diese Kooperation in die Tat umsetzen. Außerdem soll die NANDA-Klassifikation gründlich überarbeitet werden, sowohl die Funktionsmuster als auch alle Titel und Definitionen. Auch andere Klassifikationen, zum Beispiel das *Omaha-System* und die *Home Care Classification* sind davon betroffen.

5.2 Pflegeinterventionsklassifikation – Nursing Interventions Classification (NIC)

5.2.1 Entstehung und Entwicklung

Im Jahr 1989 erhielt das College of Nursing der University of Iowa einen Geldbetrag vom National Institute of Nursing. Die Subvention erstreckte sich über einen Zeitraum von vier Jahren, und das Geld war für die Entwicklung und Validierung einer Taxonomie von Pflegeinterventionen bestimmt, parallel zur Arbeit an den Pflegediagnosen. Das war der Beginn des Iowa Intervention Project.

Wenige Jahre später und nach vielen zwischenzeitlichen Publikationen, wurde 1992 die *Nursing Interventions Classifikation – NIC* (Pflegeinterventionsklassifikation) veröffentlich. Das Buch wurde als Bericht über die erste Phase eines mehrphasigen Untersuchungsprogramms vorgestellt. Das NIC-Buch umfasste, neben dem ausführlichen Bericht über den Untersuchungsprozess, eine alphabetische Liste mit 336 Interventionen. In die Ausgabe von 1996 wurden 433 Interventionen aufgenommen [und die aktuelle Version aus dem Jahr 2000 umfasst 386 Interventionen. Anm. d. Lek.]

Der Auftrag wurde ausgeführt. Den Beweis dafür lieferte die Broschüre *NIC interventions linked to NANDA diagnoses* (Daly, 1993). In der Ausgabe 1996 werden die NANDA-Diagnosen und die NIC-Interventionen aneinander gekoppelt. Das Iowa Intervention Project hat einen festen Platz auf den Tagungen der NANDA. Aber auch die Koppelung der NIC mit anderen Pflegeklassifikationen wird untersucht. 1996 wurde *NIC interventions to Omaha System Problems* veröffentlicht.

5.2.2 Die klassifizierten Elemente

Was klassifiziert die NIC? Das war eine der ersten Fragen, welche die Mitarbeiter des Projekts sich selbst stellten. Im Frühstadium des Projekts entwickelten sie die Definitionen. Unter einer *nursing intervention* verstanden sie «jede Behandlung, die eine Pflegeperson auf der Grundlage ihres fachkundigen Urteils und ihres klinischen Wissens für einen Patienten ausführt» (McCloskey und Bulechek, 1997).

Pflegeinterventionen werden in direkte und indirekte Interventionen eingeteilt. Eine *direct care intervention* ist eine Tätigkeit, die durch Interaktion mit dem Patienten ausgeführt wird «a treatment performed through interaction with the patient(s)». Eine *indirect care intervention* ist eine Tätigkeit die nicht am Patienten, aber für den Patienten oder eine Patientengruppe durchgeführt wird «a treatment performed away from the patient, but on behalf of a patient or group of patients». Die indirekte Pflege umfasst Aktivitäten von Pflegenden, die der Organisation und dem Management der unmittelbaren Umgebung des Patienten sowie der interdisziplinären Zusammenarbeit dienen. Zu den Pflegeinterventionen gehören sowohl die direkten als auch die indirekten Pflegemaßnahmen. Maßnahmen, die Ärzte, ärztliche Hilfskräfte und andere an der Gesundheitsversorgung beteiligte initiieren, sind darin ebenfalls enthalten. Die NIC hat sowohl allgemeine als auch spezielle Pflegemaßnahmen aufgenommen.

Alle aufgenommenen Interventionen haben einen Titel und eine Definition. Außerdem wird ein Überblick über Aktivitäten gegeben, die eine Pflegeperson unternimmt, um die Intervention auszuführen. Eine kurze Liste mit Hintergrundliteratur schließt sich an. Bei den einzelnen Interventionen werden meist 20 bis 30 Aktivitäten genannt. Meist handelt es sich um eine breite Palette von Aktivitäten, die im Zusammenhang mit der Intervention nicht alle ausgeführt werden müssen. Die Entscheidung, welche Handlungen notwendig sind, trifft die Pflegeperson aufgrund ihrer Fachkenntnisse.

Die NIC klassifiziert die Titel der Interventionen. Das NIC-Team orientierte sich beim Inventarisieren und Klassifizieren nicht an der Effektivität der Interventionen. Nicht alle genannten Interventionen sind wissenschaftlich begründet. Hier ist noch viel Arbeit zu leisten.

5.2.3 Die Art der Klassifikation

Das Iowa Intervention Project stellte zunächst eine Liste der Pflegeinterventionen zusammen. Dafür benutzte man 45 Quellen, zum Beispiel Pflegelehrbücher, Pflegeakten, Pflegepläne und Daten aus Informationssystemen. Die ausgewählten Aktivitäten oder Handlungen wurden in einer Datenbank erfasst und anschließen einigen Inhaltsanalysen unterzogen. Die Klassifikation kam induktiv zustande, nämlich mit Hilfe einer hierarchischen Clusteranalyse. Dabei werden Objekte – in diesem Fall Interventionen –, die übereinstimmende Merkmale besitzen, in immer größere Cluster zusammengefasst (Everitt, 1974, und Sokal, 1974, in *The NIC taxonomy structure*, 1993). Das Forscherteam beschrieb ausführlich, wie es dabei zu Werke gegangen war und welche Sorgfalt es bei der Methodologie geübt hatte. Die Forscher legten große Wert darauf, dass die Klassifikation praktisch brauchbar war, was die Formulierungen betraf (McCloskey und Bulechek, 1992).

5.2.4 Die Kategoriebildung

Wie kamen die Kategorien zustande? Zunächst wurden 340 Interventionstitel und -definitionen einzeln auf 340 Karten geschrieben. Dann ordnete jeder Teilnehmer an der Forschungsarbeit die Interventionen in zusammengehörigen Gruppen an. Die Gesamtzahl der Gruppen durfte höchstens 25 betragen, weil den Forschern eine größere Zahl klinisch nicht brauchbar erschien. Die Ergebnisse dieser Einteilung analysierte man mit dem Computer. Dieser berechnete, wie viele Teilnehmer zwei gleiche Interventionspaare einer Gruppe zugeteilt hatten. Für jedes Titelpaar, zum Beispiel *Verabreichung von Blutprodukten* und *intravenöse Therapie*, wurde der Grad der Zusammengehörigkeit berechnet. Entscheidend war, wie viele Teilnehmer die beiden Interventionen in dieselbe Gruppe eingeordnet hatten. Wenn ein Interventionspaar von jedem Forscher derselben Kategorie zugeteilt worden war, erhielt seine Zusammengehörigkeit den Wert 1. Einige Interventionen ordnete niemand derselben Gruppe zu, beispielsweise *intravenöse Therapie* und *tiergestützte Therapie* (*pet therapy*); bei ihnen bekam die Zusammengehörigkeit den Wert 0. Insgesamt gab es 57 970 Interventionspaare, und daher musste auch 57 970 Mal der Wert der Zusammengehörigkeit berechnet werden.

Anschließend wurden drei Clusteranalysen durchgeführt: mit einfacher Kopelung, mit vollständiger Koppelung und mit der durchschnittlichen Koppelung. Am brauchbarsten war die Einteilung nach vollständiger Koppelung. Auf der Basis statistischer Daten und nach einer inhaltlicher Diskussion entschied das Forscherteam sich für 26 Cluster, die seiner Meinung nach die Daten in konzeptioneller und klinischer Hinsicht gut gruppierten. Diese Cluster wurden als Interventionsklassen bezeichnet. Jede dieser Klassen erhielt einen Titel, der auf Vorschlägen der Teammitglieder während der Forschungsarbeit beruhte.

Die Validität der Klassen wurde durch Gruppenarbeit erreicht. Dann unterzog das Team die Klassen einer hierarchischen Clusteranalyse, so wie es mit der Sammlung von Pflegeanalysen gehandhabt worden war. Die 26 Klassen ließen sich in sechs übergeordnete Cluster oder Bereiche gruppieren. Auch sie bekamen Titel und wurden definiert.

Zum Schluss überprüften alle Mitglieder des Teams noch einmal die ganze taxonomische Struktur, bestehend aus Bereichen, Klassen und Interventionen, und das Endergebnis war die *Nursing Interventions Classification* mit ihren 6 Bereichen, 26 Klassen und 336 Interventionen. In der neuen Ausgabe der NIC wird die Zahl der Pflegeinterventionen auf 486 ansteigen, wovon 58 neu und 98 überarbeitet sein werden. Die neue dritte Auflage wird einen neuen Bereich über gemeindebezogene Pflegeinterventionen mit zwei Klassen und einer neuen Klasse im familienbezogenen Pflegeinterventionsbereich enthalten, womit die Gesamtzahl der Bereiche auf 7 und die Zahl der Klassen auf 30 ansteigen wird [persönliche Angaben der Autoren].

Die NIC in ihrer zweiten Auflage hat folgende Bereiche und Klassen (McCloskey und Bulechek, 1997) [Die Definitionen der Bereiche beziehen sich auf die 3. Auflage der US-NIC-Ausgabe aus dem Jahr 2000, die deutschsprachige Version der NIC war bei Redaktionsschluss dieses Buches noch in Übersetzung. Anm. d. Lek.]:

Bereich 1: Physiologisch: elementar (Physiological: Basic)

Interventionen zur Unterstützung körperlicher Funktionen.

- *Klasse A: Aktivitäts- und Bewegungsmanagement (activity and exercise management)*
  Interventionen zur Unterstützung oder Organisation von (energiesparenden oder -verbrauchenden) körperlichen Aktivitäten.

- *Klasse B: Ausscheidungsmanagement (elimination management)*
  Interventionen zur Entwicklung und Erhaltung regelmäßiger Urin- und Stuhlausscheidungsgewohnheiten und Umgang mit Komplikationen aufgrund veränderter Körperstrukturen.

- *Klasse C: Immobilitätsmanagement (immobility manangement)*
  Interventionen zum Umgang mit beeinträchtigter Mobilität und deren Folgen.

- *Klasse D: Ernährungsmanagement (nutrition management)*
  Interventionen zur Veränderung oder Erhaltung des Ernährungszustandes.

- *Klasse E: Förderung des körperlichen Wohlbefindens (physical comfort promotion)*
  Interventionen, zur Förderung des Wohlbefindens mit Hilfe körperbezogener Methoden.

- *Klasse F: Erleichterung der Selbstversorgung (self-care facilitation)*
  Interventionen zur Gewährleistung oder Unterstützung von Aktivitäten des täglichen Lebens (ADL).

Bereich 2: Physiologisch: komplex (Physiological: complex)

Interventionen zur Unterstützung homöostatischer und regulierender Prozesse.

- *Klasse G: Elektrolyt- und Säure-Basen-Management (electrolyte and acid-base management)*
  Interventionen, zur Regulierung des Elektrolyt- und Säure-Basen-Gleichgewichts sowie zur Vorbeugung von Komplikationen.

- *Klasse H: Umgang mit Arzneimitteln (drug management)*
  Interventionen zur Unterstützung und Erleichterung der erwünschten Wirkungen eines Medikamentes.

- *Klasse I: Neurologische Pflege (neurologic management)*
  Interventionen zur Optimierung neurologischer Funktionen.

- *Klasse J: Perioperative Pflege (perioperative care)*
  Interventionen zur Versorgung vor, während und sofort nach einer Operation oder chirurgischen Behandlung.

- *Klasse K: Atemunterstützung (respiratory management)*
  Interventionen zur Förderung der Freihaltung der Luftwege und des Gasaustausches.

- *Klasse L: Hautpflege und Wundmanagement (skin/wound management)*
  Interventionen zur Erhaltung oder Wiederherstellung der Integrität des Gewebes.

- *Klasse M: Temperaturregulation (thermoregulation)*
  Interventionen zur Aufrechterhaltung der Körpertemperatur innerhalb normaler Grenzen.

- *Klasse N: Durchblutungsförderung (tissue perfusion management)*
  Interventionen zur Optimierung der Blut- und Nährstoffversorgung von Körpergeweben.

Bereich 3: Verhalten (Behavioral)

Interventionen zur Förderung der psychosozialen Lebensgestaltung und zur Erleichterung von Veränderungen der Lebensweise.

- *Klasse O: Verhaltenstherapie (behavior therapy)*
  Interventionen zur Verstärkung oder Förderung erwünschter Verhaltensweisen oder zur Veränderung unerwünschter Verhaltensweisen.

- *Klasse P: Kognitive Therapie (cognitive therapy)*
  Interventionen zur Verstärkung oder Förderung erwünschter kognitiver Funktionen oder zur Veränderung unerwünschter kognitiver Funktionen.

- *Klasse Q: Kommunikationsförderung (communication enhancement)*
  Interventionen zur Unterstützung des Sendens und Empfangens verbaler und nonverbaler Botschaften.

- *Klasse R: Unterstützung des Coping-Verhaltens (coping assistance)*
  Interventionen zur Unterstützung anderer Personen eigene Stärken zu entwickeln, sich an Funktionsveränderungen anzupassen oder ein höheres Funktionsniveau zu erreichen.

- *Klasse S: Patientenedukation (patient education)*
  Interventionen zur Erleichterung von Lernprozessen.

- *Klasse T: Förderung des psychischen Wohlbefindens (psychological comfort promotion)*
  Interventionen zur Förderung des Wohlbefindens mit Hilfe psychologischer Methoden.

Bereich 4: Sicherheit (Safety)

Interventionen zum Schutz vor Schädigungen und Verletzungen.

- *Klasse U: Krisenintervention (crisis management)*
  Interventionen zur Gewährleistung einer unmittelbaren, kurzfristigen Hilfe in psychischen oder körperlichen Krisensituationen.

- *Klasse V: Risikomanagement/-bewältigung (risk management)*
  Interventionen zum Einsatz risikoreduzierender Aktivitäten und zur kontinuierlichen Überwachung von Risiken.

Bereich 5: Familie (Family)

Interventionen zur Unterstützung der Familie.

- *Klasse W: Entbindungspflege (childbearing care)*
  Interventionen zur Unterstützung des Verständnisses und der Bewältigung von psychologischen und physiologischen Veränderungen während der Entbindungsphase.

- *Klasse X: Pflege im Lebensverlauf (lifespan care)*
  Interventionen zur Unterstützung der Funktionen einer Familie/Lebensgemeinschaft und zur Förderung von Gesundheit und Wohlbefinden der Familienmitglieder während des gesamten Lebenslaufes.

Bereich 6: Gesundheitssystem (Health system)

Interventionen zur Unterstützung der effektiven Nutzung des Gesundheitswesens.

- *Klasse Y: Schnittstellenmanagement (health system mediation)*
  Interventionen zur Vermittlung an den Schnittstellen zwischen Patienten/ Familie und den Institutionen des Gesundheitswesens.

- *Klasse a: Umgang mit dem Gesundheitssystem (health system management)*
  Interventionen zur Gewährleistung und Verbesserung der unterstützenden Dienstleistungen für die Ausübung der Pflege

- *Klasse b: Informationsmanagement (information management)*
  Interventionen zur Erleichterung der intra- und interprofessionellen Kommunikation im Gesundheitswesen.

In jeder Klasse werden die betreffenden Interventionen beschrieben. Als Beispiel mögen einige Interventionen der *Klasse b* dienen:

- *Telefonberatung (telephone consultation)*
  Telefonisch Informationen austauschen, über Gesundheitsfragen aufklären, beraten über die Behandlung von Symptomen oder eine Vorauswahl treffen.

- *Gesundheitspolitik verfolgen/kontrollieren (health policy monitoring)*
  Überwachung und Einflussnahme auf Regierungsbeschlüsse und institutionelle Richtlinien, Regelungen und Standards, die sich auf Pflegesysteme und -praxis auswirken, um die Qualität der Pflege zu gewährleisten.

- *Austausch von Gesundheitsinformationen(health care information exchange)*
  Weitergabe von Informationen über die Pflege von Patienten an Gesundheitsberufe in anderen Einrichtungen.

Die *Nursing Interventions Classification* kam durch Induktion zustande, hat also eine hierarchische Struktur. Innerhalb der Klassen sind die Interventionen jedoch alphabetisch aufgezählt, also nebenordnend.

Die hierarchische Struktur kommt bei der Benennung von Bereichen und Klassen nicht immer zu ihrem Recht. Bereich 5 heißt zum Beispiel *Familienbezogene Pflegeinterventionen* und umfasst *Klasse W: Entbindungspflege* und *Klasse X: Pflege im Lebensverlauf.*

Die Kategoriebildung in der NIC macht einen sehr gediegenen Eindruck, nicht zuletzt deshalb, weil über alle Phasen der Forschungsarbeit genau Rechenschaft abgelegt wurde. Wenig (oder zu wenig) Informationen finden wir jedoch über die angewandten Klassifikationssysteme und die dahinter stehende theoretische Perspektive. Pflegeinterventionen «Nursing Interventions» werden definiert, aber die Definition enthält das Wort «nurses». Wann also ist eine Intervention eine «Nursing Intervention» und wann nicht? Und was ist die «Zusammengehörigkeit» oder «Nähe» zweier Interventionen genau? Aufgrund welcher Erwägungen gelten zwei Interventionen als «zusammengehörig» oder «nahe»? Können hier Merkmale und Merkmalstypen benannt werden? Oder geht es hier um die «Nähe» zwischen Pferd und Hund auf einem Bauernhof?

Kategorien müssen so detailliert sein, dass sie alle praktisch und theoretisch relevanten Nuancen wiedergeben, jedoch nicht so detailliert, dass nicht vorhandene oder unnötige Präzision vorgetäuscht wird. Genügt die NIC diesem Kriterium? Ist beispielsweise eine Intervention als *Assistenz bei einer Operation* (*surgical assistance*, Klasse J, Intervention 2900) nicht zu breit definiert («Unterstützung eines Chirurgen/Zahnarztes bei operativen Eingriffen und Versorgung von chirurgischen Patienten»): wenn man bedenkt, welche unterschiedlichen Kenntnisse, Fertigkeiten und Einstellungen diese «Assistenz» verlangt?

Das Kategoriensystem muss erschöpfend sein. Wie die NANDA-Klassifikation enthält die NIC keine «Restkategorien» oder «übrige Kategorien», weder Bereiche noch Klassen. Doch auch hier erlauben es die Struktur und die Kodierung, bei Bedarf neue Bereiche oder Klassen einzuführen. Nach der Feststellung der Klassifikationsstruktur im Jahr 1992 hat sich gezeigt, dass es recht einfach ist, in der NIC neue Interventionstitel unterzubringen (*The NIC taxonomy structure*, 1993).

Die Kategorien müssen sich gegenseitig ausschließen und voneinander unabhängig sein. Dies ist das Kriterium, dem die NIC am wenigsten genügt. Der Grund dafür ist die Komplexität der Pflegepraxis. Es ist nicht zu bestreiten, dass einige Pflegeinterventionen in mehr als einer Klasse stehen. So enthält beispielsweise Klasse J elf Interventionen, von denen sechs auch in anderen Klassen vorkommen:

- Autotransfusion (autotransfusion): auch in Klasse N (Durchblutungsförderung)

- Präoperative Koordination (preoperative coordination): auch in Klasse Y (Schnittstellenmanagement)

- Intraoperative Temperaturregulation (temperature regulation: intraoperative): auch in Klasse M (Temperaturregulation)

- Anästhetikaverabreichung (anesthesia administration): auch in Klasse H (Umgang mit Arzneimitteln)

- Patientenedukation, präoperativ (teaching: preoperative): auch in Klasse S (Patientenedukation)

- Vorsichtsmaßnahmen, operativ (surgical precautions): auch in Klasse V (Risikomanagement).

5.2.5 Die Achsen

Die *Nursing Interventions Classification* mit ihren 6 Bereichen, 27 Klassen und 433 benannten Interventionen ist ein schönes Baumdiagramm. Sie ist also nicht multiaxial aufgebaut.

5.2.6 Künftige Entwicklungen

Der Mehrphasenplan des Iowa Intervention Project sieht vor, dass mit der derzeitigen NIC genügend Erfahrungen gesammelt werden, um die Taxonomie allmählich auszufeilen und auszufüllen. Daneben arbeitet das Iowa Project – wie die NANDA und andere Gruppen, etwa das NOC-Team – an den Beziehungen zwischen Pflegediagnosen, -interventionen und -ergebnissen.

Als die NIC-Broschüre im Jahr 1992 erschien, hatte das Iowa Project sich vorgenommen, eine Kodierung zu entwickeln, die auf die Systeme der *Current Procedural Terminology* (CPT) und dem Health Care Financing Administrations Common Procedure Coding System (HCPCS) abgestimmt ist. Man strebte nach einem brauchbaren System für die Erstattung von Pflegekosten durch Dritte. Die Titel der Interventionen und Aktivitäten mussten also an andere Datenbanken des amerikanischen Gesundheitssystems gekoppelt werden.

5.3 Pflegeergebnisklassifikation – Nursing Outcomes Classification (NOC)

5.3.1 Entstehung und Entwicklung

Pflegende interessieren sich nicht erst seit einigen Jahren für die Ergebnisse von Pflegeinterventionen. Wer einen historischen Überblick über die wissenschaftliche Evaluation von Pflegeergebnissen schreiben will, muss – wie Johnson und Maas (1994) – bei Florence Nightingale anfangen. Als Statistikerin registrierte und analysierte sie während des Krimkrieges die Pflegeverhältnisse und die bei den Patienten erreichten Ergebnisse. Die Geschichte der Ergebnismessung in der Pflege ist zu umfangreich und komplex, um hier auf alle Einzelheiten eingehen zu können. Meilensteine waren das Werk des Bostoner Chirurgen Codman Anfang des 20. Jahrhunderts und von Donabedian Mitte der sechziger Jahre. Donabedian schuf das Prozess-Ergebnis-Struktur-Modell zur Überprüfung der Pflege. Ende der achtziger Jahre untersuchte die große amerikanische *Medical Outcomes Study* (MOS) auf dieser theoretischen Grundlage die Effektivität der medizinischen Versorgung.

Die Geschichte der Messung von Pflegeergebnissen hängt mit komplexen gesellschaftlichen Entwicklungen zusammen. Mitte der achtziger Jahre wuchs in den USA das Interesse an der Effektivität der Pflege, teils unter politischem Druck, teils aus wirtschaftlichen Gründen. Pflegeeinrichtungen wurden aufgefordert, ihre Entscheidungen und deren Folgen für Patienten und die Volksgesundheit zu rechtfertigen. Gleichzeitig machten die Automatisierung und die Datenverarbeitung es möglich, große Datenmengen zu erfassen, zu ordnen und miteinander in Zusammenhang zu bringen.

Zur selben Zeit machte die NANDA auf die Bedeutung eines klaren pflegebezogenen Begriffsrahmens aufmerksam. Dem trug die Entwicklung des *Nursing Minimum Data Set* (Mindestdatenbestandes) (NMDS) Rechnung, der Pflegediagnosen, -interventionen und -ergebnisse enthielt. Sein Zustandekommen wurde jedoch dadurch erschwert, dass es innerhalb der drei Clusters keine standardisierte Terminologie gab. Um die Pflegeterminologie zu vereinheitlichen, ergriff die American Nurses Association (ANA) mehrere Initiativen (Johnson und Maas, 1994).

Im Rahmen dieser und vieler anderer Entwicklungen befasst sich das Forscherteams der University of Iowa College of Nursing mit der Definition, Standardisierung und Klassifizierung von Pflegeergebnissen (nursing-sensitive patient outcomes). Die Forscher begannen im Jahr 1991 damit und veröffentlichten 1997 ihre *Nursing Outcomes Classification* (NOC).

5.3.2 Die klassifizierten Elemente

Das NOC-Team begann wie seine NIC-Kollegen mit der Definition der wichtigen Termini. Was klassifiziert die *Nursing Outcomes Classification*? Sie ist eine Klassifikation von Pflegeergebnissen: «A measurable patient or family caregiver state, behavior, oder perception that is conceptualized as a variable and is largely influenced by and sensitive to nursing interventions» – Ein messbarer Zustand, ein Verhalten oder eine Wahrnehmung eines Patienten oder einer Familie, konzeptualisiert als Variable und in erheblichem Umfang durch Pflegeinterventionen zu beeinflussen, bzw. für diese empfänglich (Johnson und Maas, 1997). Ein Pflegeergebnis ist ein Konzept: Die NOC klassifiziert also Begriffe.

Pflegeergebnisse beschreiben den Zustand, das Verhalten, Auffassungen oder Erlebnisse des Patienten, deren Ursache Pflegeinterventionen sind. Die Resultate der Pflege können sowohl negative als auch positive Veränderungen des Zustandes eines Patienten sein, und sie können auch aussagen, dass keine Veränderungen eingetreten sind.

Die Klassifikation wurde für den Gebrauch auf der individuellen Ebene entwickelt – der Ebene des Patienten oder Klienten. Pflegeergebnisse, die auf andere soziale Einheiten anwendbar sind, zum Beispiel auf Familien oder Gruppen, befinden sich im Entwicklungsstadium. Der Begriff *caregiver* umfasst alle, die für den Patienten sorgen, etwa Familienmitglieder oder andere dem Patienten nahestehende Bezugspersonen (im Niederländischen «Mantelzorgers» genannt). Mit Pflege oder Pflegeinterventionen ist die Pflegetätigkeit, die Prävention und die Förderung der Gesundheit gemeint.

Alle aufgenommenen Pflegeergebnisse haben einen Titel, eine Definition, eine Liste von Indikatoren, die den Zustand des Patienten beschreiben, und eine Skala, mit der die Indikatoren gemessen werden können. Außerdem wird ein kurzer Überblick über die Sekundärliteratur gegeben.

Indikatoren werden definiert als «a specific variable referent of a nursing-sensitive patient outcome that is sensitive to nursing interventions» – eine spezifische Variable, die sich auf ein pflegebezogenes Patientenergebnis bezieht und auf Pflegeinterventionen reagiert (Johnson und Maas, 1997). Ein Indikator ist ein beobachtbarer Zustand, ein Verhalten oder eine vom Patienten geäußerte Auffassung oder Beurteilung. Indikatoren geben den Zustand des Patienten korrekt wider. Zum Beispiel: Der Patient «kann erklären, warum das Medikament in der verordneten Dosis und zum angegebenen Zeitpunkt eingenommen werden muss.» Oder: Der Patient «ruft bei Harndrang die Pflegeperson.»

Gemessen wird mit einer Likert-Skala, die fünf Punkte hat. Dabei steht die 1 für den am wenigsten erwünschten und die 5 für den am meisten erwünschten Zustand. Jedem Pflegeergebnis wurde eine Likert-Skala hinzugefügt; insgesamt 16 verschiedene Messskalen. Das NOC-Team hat sich große Mühe gegeben, um die inhaltliche Validität der Definitionen und Indikatoren zu gewährleisten. Empirische Studien lassen darauf schließen, dass die Likert-Skala valide und zuverlässig ist. Weitere Forschungen dazu sind geplant (Johnson und Maas, 1997).

Die Pflegeergebnisse haben einen mittleren Abstraktionsgrad, was ihre Formulierung betrifft. Die Definitionen sind zum Teil recht weit gefasst. So wird zum Beispiel *self-care: activities of daily living (ADL)* definiert als «die Fähigkeit, die elementarsten Handlungen der Selbstversorgung auszuführen». Dieses Pflegeergebnis hat zehn Indikatoren, unter anderem essen, sich ankleiden, zur Toilette gehen und sich waschen. Jedes dieser detaillierteren Pflegeergebnisse kann wiederum als eigenes Pflegeergebnis benannt und beurteilt werden. Beispielsweise wird *self-care: eating* definiert als «die Fähigkeit, Essen zuzubereiten und zu sich zu nehmen», wobei als Indikatoren angegeben werden: mit Essbesteck umgehen können, ein Glas halten können, eine Speise kauen können (Johnson und Maas, 1998).

Das NOC-Team hat offenbar klare Entscheidungen getroffen, was die Definition einiger Aspekte von Pflegeergebnissen angeht. Allerdings sind nicht alle Pflegenden mit den Definitionen einverstanden. Im Gegenteil: Eine Literaturüberprüfung zu Pflegeergebnissen bringt unterschiedliche Auffassungen und Ansätze zutage (Van der Bruggen und Groen, 1997 a, 1997 c).

5.3.3 Die Art der Klassifikation

Nachdem die konzeptionellen und methodologischen Probleme gelöst waren, begann das NOC-Team mit dem Inventarisieren von Pflegeergebnissen. Die Fachliteratur wurde gründlich überprüft: Pflegepläne, klinische Informationssysteme, Unterrichtsmaterial, Forschungsberichte und so weiter. Alle gefundenen Pflegeergebnisse wurden neu formuliert, nämlich als Ergebnisse von Pflegeinterventionen auf einer mittleren Abstraktionsebene.

Die gesammelten Pflegeergebnisse mussten ein allgemeines Bild von der gesamten Pflegepraxis vermitteln. Aus diesem Grund wurde aus dem gesammelten Material eine Stichprobe zusammengestellt, in der Altersklassen, medizinische Fachgebiete und Pflegesituationen repräsentativ vertreten waren. Die Quellen stammten aus vielen Fachgebieten: aus der inneren Medizin und der Chirurgie, der Notfallmedizin, Geburtshilfe, Gynäkologie, Rehabilitation, Psychiatrie, der Akut- und Langzeitpflege, der ambulanten und häuslichen Pflege. Ausgewertet wurden Quellen, die sich mit älteren Menschen, Erwachsenen, Kindern und Säuglingen, mit Gesundheitsförderung und mit Prävention befassen.

Diese Klassifikation kam also sowohl induktiv als auch deduktiv zustande. Durch Deduktion wurden Pflegeergebnisse aus vorhandenen Datensammlungen abgeleitet, und durch Induktion formulierten die Forscher Pflegeergebnisse aus Indikatoren, die sie der Literatur entnahmen.

Insgesamt wurden achtzehn Quellen berücksichtigt und daraus 4500 Pflegeergebnisse abgeleitet. Durch Begriffsanalysen und Umformulierungen konnte man die Zahl der Pflegeergebnisse zunächst auf 282 und anschließend, dank einer konzeptionellen und operationalen Verfeinerung, auf 190 reduzieren (Johnson und Maas, 1997).

5.3.4 Kategoriebildung

Die 190 Pflegeergebnisse wurden in der ersten Ausgabe der NOC alphabetisch geordnet. Die NOC war also hauptsächlich eine nebenordnende Klassifikation. Später entwickelte das Forscherteam jedoch eine hierarchische Klassifikation. Anfangs orientierten sie sich an der *Medical Outcomes Study* (MOS): um die NOC mit bereits vorhandenen Klassifikationen in verwandten Disziplinen abzustimmen. Das Kategoriensystem der MOS wurde mit Hilfe der vorhandenen pflegebezogenen Klassifikationen ergänzt und geändert, so dass ein System von acht Kategorien entstand, aus denen später die sechs unten genannten Bereiche (domains) abgeleitet wurden, was die deduktive Vorgehensweise illustriert.

Der induktiven Kategoriebildung folgten eine Näheanalyse und eine hierarchische Clusteranalyse wie bei der NIC (siehe 5.2). So entstanden 24 Klassen und danach sechs Bereiche (Johnson und Maas, 1998).

Die NOC enthält zur Zeit (Johnson und Maas, 1998) 200 Pflegeergebnisse, verteilt über sechs Bereiche. :

– Bereich 1: funktionelle Gesundheit

– Bereich 2: physische Gesundheit

– Bereich 3: psychische Gesundheit

– Bereich 4: Gesundheitswissen und -verhalten

– Bereich 5: wahrgenommene Gesundheit

– Bereich 6: Gesundheit der Familie

[Die neue für das Jahr 2000 geplante Auflage (NOC-2) wird 260 Pflegeergebnisse enthalten, wovon 70 neu und 20 überarbeitet sein werden. NOC-2 wird 7 Bereiche und 29 Klassen, einschließlich Familien- und Gemeindegesundheit, enthalten. (persönliche Angaben der Autorinnen)]

Diese sechs Bereiche bilden die erste Ebene der Klassifikation. Die zweite Ebene bilden die 24 Klassen. Die nun formulierten 200 Pflegeergebnisse bilden die dritte Ebene der Klassifikation. Jeder Bereich gibt eine Dimension der Gesundheit eines Individuums oder einer Familie wieder; die Klassen sind Unterteilungen der

Dimensionen. Die Taxonomie wurde so gewählt, dass man neu formulierte Pflegeergebnisse in einer der 24 Klassen und folglich in einem der sechs Bereiche unterbringen, aber auch neue Bereiche oder Klassen einführen kann.

Innerhalb der Klassen sind die Pflegeergebnisse alphabetisch geordnet, wie **Tabelle 5-2** zeigt. Als Beispiel für die Einteilung in drei Ebenen stellt die Tabelle die Ebene 3 und einen Teil der Pflegeergebnisse dar.

In diesem Beispiel sind Buchstaben- und Ziffernkodes so wiedergegeben, wie die NOC sie verwendet. Ebene 1 ist dann der Bereich, Ebene 2 umfasst die vier Klassen M bis P. Auf Ebene 3 sind die Pflegeergebnisse zu finden, und zwar in Klasse M die Ergebnisse 1200 bis 1206, in Klasse N die Ergebnisse 1300 und folgende, in Klasse O die Ergebnisse 1400 und folgende und in Klasse P die Ergebnisse 1500 bis 1504.

Alle Elemente der NOC sind kodiert. Der Kode jedes Pflegeergebnisses gibt seine Klasse und somit auch seinen Bereich an. Die ersten zwei Ziffern des Kodes verweisen auf die Klasse, die letzten beiden sind spezifisch für das Pflegeergebnis. Alle Pflegeergebnisse der Klasse *M: Psychological Well-Being* (Psychosoziales Wohlbefinden) fangen also mit den Ziffern 12 an. *Mode-Equilibrium* ist 1204 und *Self-Esteem* (Selbstwertgefühl) ist 1205. Indikatoren können nun mit weiterer zwei Ziffern kodiert werden. Die Evaluationsskalen sind mit einem Buchstaben bezeichnet, und der Wert auf der Skala wieder mit einer Zahl. Das Pflegeergebnis *Self-Esteem* (Selbstwertgefühl) (Kode 1205) hat beispielsweise einen Indikator «verbalizations of self-acceptance» (Äußerung der Selbstakzeptanz): kodiert als 120501. Angenommen, jemand bewertet diesen Indikator als «rarely positive» (selten positiv); dann lautet der Kode 120501k2, wobei k für die Skala und 2 für den Wert «rarely positive» steht (Johnson und Maas, 1998).

Die *Nursing Outcomes Classification* ist neueren Datums. Als ich dieses Buch – im August 1998 – fertigstellte, gab es weder Veröffentlichungen über die gesamte taxonomische Struktur der NOC noch eine Übersetzung ins Niederländische. Eine Evaluation der NOC als Klassifikation wäre daher voreilig. Allerdings gelten für dieses Projekt die gleichen Anforderungen wie für die NIC, weil beide zum größten Teil gleich aufgebaut sind. Bei beiden kommen die Vorteile und Nachteile einer deduktiven Kategoriebildung zur Geltung. Auch der theoretische Hintergrund der NOC muss noch dargelegt und evaluiert werden (das ist übrigens in der dritten Phase des Projekts geplant). Wie «nahe» stehen sich die Pflegeergebnisse? Und «nahe» aufgrund von was?

Gehören die Klassen und Bereiche derselben Ordnung an? Überlappen sie sich? Schließen sie sich gegenseitig aus? Wenn einerseits gesagt wird, dass die Pflegeergebnisse auf der individuellen Ebene formuliert wurden, warum heißt dann ein Bereich *Family Health*? Oder sollen Pflegeergebnisse definiert und klassifiziert werden, die nicht auf der individuellen Ebene, sondern auf der Gruppenebene anwendbar sind? Weicht man damit also von der NANDA ab? Es sind noch viele Fragen zu beantworten.

Tabelle 5-2: Bereich 3: Psychosocial Health (Psychosoziale Gesundheit): teilweise dargestellt (Johnson und Maas, 1997)

Ebene 1: *Bereich 3: Psychosoziale Gesundheit* Pflegeergebnisse, die psychisches und soziales Funktionieren beschreiben	**Ebene 2:**	**Ebene 3:**
	M: Psychisches Wohlbefinden Pflegeergebnisse, die die emotionale Gesundheit eines Individuums beschreiben	1200 – Körperbild 1201 – Hoffnung 1202 – Identität 1203 – Einsamkeit 1204 – Stimmungsgleichgewicht 1205 – Selbstwertgefühl 1206 – Lebenswille
	N: Psychosoziale Anpassung Pflegeergebnisse, die die psychische und soziale Anpassung eines Individuums an einen veränderten Gesundheitszustand oder veränderte Lebensumstände beschreiben	1300 – Akzeptanz: Gesundheitszustand 1301 – Anpassung eines Kindes an eine Hospitalisierung 1302 – Coping 1303 – Würdevolles Sterben 1304 – Trauerauflösung
	O: Selbstkontrolle Pflegeergebnisse, die die Fähigkeit eines Individuums beschreiben Verhaltensweisen zu beherrschen, die andere oder es selbst emotional oder körperlich verletzen könnten	1400 – Selbstkontrolle: Missbrauchsverhalten 1401 – Agressionskontrolle 1402 – Angstkontrolle 1403 – Kontrolle von Denkstörungen 1404 – Furchtkontrolle 1405 – Impulskontrolle
	P: Selbstinteraktion Pflegeergebnisse, die die Beziehungen eines Individuums mit anderen beschreiben	1500 – Eltern-Kind-Bindung 1501 – Rollenausübung 1502 – Soziale Interaktionsfertigkeiten 1503 – Soziales Eingebundensein 1504 – Soziale Unterstützung

5.3.5 Die Achsen

Wenn man die taxonomische Struktur der NOC wie Johnson und Maas (1998) berichteten, darstellt, entsteht ein Baumdiagramm. Die 6 Bereiche (1. Ebene), die 24 Klassen (2. Ebene) und die 200 Pflegeergebnisse (3. Ebene) bilden eine hierarchisch gegliederte Taxonomie.

5.3.6 Künftige Entwicklungen

Was ich oben über die *Nursing Outcomes Classification* gesagt habe, betrifft zwei Phasen des Forschungsprojekts. Von Anfang an waren aber drei Phasen geplant. Phase 3 soll eine Feldforschung sein, um die taxonomische Struktur zu validieren. Außerdem sollen psychometrische Methoden entwickelt werden, um das Messverfahren jedes Pflegeergebnisses beurteilen zu können (Johnson und Maas, 1997). Ein Problem ist anscheinend die Finanzierung dieser dritten Phase (The NIC/NOC Letter, 6, 2, Juni 1998). [Die neue für das Jahr 2000 geplante Auflage (NOC-2) wird 260 Pflegeergebnisse enthalten, wovon 70 neu und 20 überarbeitet sein werden. NOC-2 wird 7 Bereiche und 29 Klassen, einschließlich Familien- und Gemeindegesundheit, enthalten.]

6. Klassifikationen in der Pflege 2: ICNP

6.0 Einleitung

Die niederländische Pflege – und nicht nur sie – interessiert sich für die *Internationale Klassifikation der Pflegepraxis* (ICNP). Doch im Gegensatz zur Arbeit der NANDA und in geringerem Umfang auch der NIC und der NOC hat die ICNP keine Welle von Veröffentlichungen ausgelöst. Diese internationale Klassifikation ist (noch?) nicht als niederländische Übersetzung veröffentlicht worden, auch wenn es bereits «nicht authorisierte» Übersetzungen gibt.

Das Projekt des International Council of Nurses (ICN) befindet sich noch in den Kinderschuhen. Die ersten Ergebnisse wurden in einem ICN-Bericht zusammengefasst, in der Alpha-Version (ICN, 1996). Während ich dieses Buch schrieb, waren Ansätze zu einer Beta-Version erkennbar (ICN, 1998) [die mittlerweile vorliegt Anm. d. Lek.]. Die *International Nursing Review* berichtet regelmäßig über die ICNP. Weitere Informationen sind über das Telenurse-Projekt erhältlich, das mit der ICNP zusammenhängt. Auf diese Literatur stütze ich mich in diesem Kapitel.

6.1 Internationale Klassifikation der Pflegepraxis (ICNP)

6.1.1 Entstehung und Entwicklung

Auf der Tagung der Mitgliedsländer des *International Council of Nurses* (ICN) in Seoul im Jahr 1989 diskutierten die Teilnehmer über Formulierungs- und Kommunikationsprobleme in der Pflege. Sie hielten es für unmöglich, den spezifischen Beitrag der Pflege im Rahmen des Gesundheitswesens zu benennen. Die Konferenz ermutigte die Mitgliedsstaaten, «to become involved in developing *classification systems for nursing care, nursing information management systems and nursing data sets* in order to provide tools that nurses in all countries could use to describe nursing practice and identify their particular contribution to health» (ICN, 1996; kursiv von HvdB) [an einer Entwicklung von Pflegeklassifikationen für die Pflegepraxis, Pflegeinformationssystemen und Datenbeständen teilzuhaben, um Instrumente zu schaffen, die Pflegende in allen Ländern verwenden können, um ihre Pflegepraxis und ihren spezifischen Beitrag im Gesundheitswesen beschreiben zu können. Übers. d. Lek.].

Im Jahr 1991 begann der ICN ein langfristiges Projekt zur Entwicklung einer ICNP (Clark und Lange, 1992). Eine Pilotstudie zeigte, dass weltweit zahlreiche und unterschiedliche Ordnungssysteme gebräuchlich sind. Daraus schloss man, dass eine internationale Klassifikation für die Pflegepraxis notwendig ist. Eine Arbeitsgruppe begann mit einer inventarisierenden Literaturüberprüfung und mit einer weltweiten Umfrage bei nationalen Berufsorganisationen. Gleichzeitig wurden die Ziele der angestrebten ICNP formuliert und die beabsichtigte Arbeitsweise sowie eine langfristige Terminplanung besprochen.

Die ICNP will nicht nur eine neue Klassifikation sein, sondern sie will künftig ein Rahmen für vorhandene Klassifikationen sein und eine Verbindung zwischen ihnen herstellen. Darum wurde die ICNP als «a unifying framework», als vereinheitlichender Rahmen, angekündigt. Sie will:

- eine gemeinsame Sprache für die Pflegepraxis bieten, um die Kommunikation zwischen Pflegenden untereinander sowie zwischen Pflegenden und anderen zu verbessern

- die Pflege von Individuen und Familien in Institutionen und zu Hause beschreiben

- Pflegedaten aus unterschiedlichen klinischen Populationen, Arbeitsbereichen, geographischen Gebieten und Zeitspannen miteinander vergleichen

- Entwicklungen aufzeigen und voraussagen, und zwar in der Pflege und in Bezug auf finanzielle Unterstützung von Patienten entsprechend ihrer Pflegebedürftigkeit und auf der Grundlage der Pflegediagnosen

- Zusammenhänge zwischen detaillierten Daten aus pflegebezogenen und anderen Informationssystemen innerhalb des Gesundheitwesens herstellen und dadurch die Pflegeforschung fördern

- Daten über die Pflegepraxis liefern, um politische Entscheidungen zu beeinflussen.

6.1.2 Die klassifizierten Elemente

Die Klassifikation wurde von vornherein breit angelegt. Alle Termini aus der Pflegepraxis kamen in Betracht. Im wesentlichen ging es um mehrdeutige Begriffe, wie aus dem kursiven Teil des obigen Zitats hervorgeht: um «classification systems for nursing care, nursing information management systems and nursing data sets» [Pflegeklassifikationssysteme, Pflegeinformationssysteme und Pflegedatenbestände. Übers. d. Lek.]. Der ICNP lag kein einfaches, begrifflich gut zusammenhängendes Triptychon zugrunde wie etwa dem *nursing knowledge and decision making model* (Wissens- und Entscheidungsfindungsmodell) von Bulechek und McCloskey (1992). In der Alpha-Version (ICN, 1996) versichern die Autoren zwar: «We have retained the widely used terms nursing diagnoses, nursing interventions and nursing outcomes». Sie wollten sich auf eine Terminologie und Klassifikation von Begriffen beschränken, die sie für mehr oder weniger gebräuchlich hielten. Doch einerseits fehlte in der Alpha-Version die Ausarbeitung einer Pflegeergebnisklassifikation, und andererseits definiert die ICNP den Begriff «Pflegediagnose» viel weiter als die NANDA. Die Alpha-Version entschied sich für Termini (und für eine Klassifikation) der Pflegephänomene («because many of the items contained in this part of the classification are broader and more general than diagnoses») sowie der Pflegeinterventionen (ICN, 1996). Daher finden wir in den Kategorien und Subkategorien von Pflegephänomenen Elemente, die man nicht als Pflege- oder Patientenproblem ansehen kann.

Auf einer Tagung in Genf im Jahr 1995 wurde die ICNP genauer umschrieben, und zwar als «ein multidimensionales Ordnungssystem der Pflegepraxis, das es ermöglicht, Pflegephänomene aus drei Gebieten, nämlich Pflegediagnostik, Pflegeinterventionen und Pflegeergebnisse, zu benennen, zu klassifizieren, zu kodieren und miteinander zu verbinden». Außerdem wurden damals die wichtigsten Termini neu definiert. Unter Pflegediagnosen verstand man nun «Termini für Pflegefaktoren, die als Diagnosen oder Probleme festgestellt werden und einen Grund für Pflegemaßnahmen angeben». Pflegeinterventionen – in medizinischen und gesundheitsbezogenen Klassifikationen «Prozeduren» genannt – wurden definiert als «Maßnahmen von Pflegenden auf der Grundlage einer Beurteilung von Individuen oder Gruppen und ihres Umfelds». Pflegeergebnisse wurden umschrieben als «Begriffe für messbare Ergebnisse von Pflegeaktivitäten» (ICNP-Team, 1996). Der erste von zwei Abschnitten handelte von Pflegephänomenen, der zweite von Pflegeinterventionen.

Es gibt noch eine Antwort auf die Frage «Was wird klassifiziert?». Sie wird unter 6.1.3 (Art der Klassifikation) gegeben, und zwar zunächst für die Elemente des Abschnitts über Pflegephänomene. Die Elemente des Teils «Pflegeinterventionen» werden unter 6.1.5 besprochen (Die Achsen): da die Interventionen multiaxial klassifiziert wurden.

6.1.3 Art der Klassifikation

Die Klassifikation von Pflegephänomenen ist auf induktive Weise zustande gekommen. In der Alpha-Version wurde dieser Prozess in drei Phasen zerlegt:

1. Die Begriffe, die klassifiziert werden mussten und die Termini, die diese Konzepte am besten beschrieben, feststellen (das Vokabular).

2. Die Begriffe nach übereinstimmenden Merkmalen gruppieren.

3. Die Gruppen nach einer logischen Hierarchie ordnen (die Klassifikation).

Diese drei Schritte wurden anschließend ausführlich erläutert. Wichtig ist zunächst, dass die ICNP Begriffe klassifiziert, im Gegensatz beispielsweise zur *Klassifikation diagnostischer Ausdrücke für die Pflege* (CDV): die *Ausdrücke* klassifiziert, wie schon der Titel sagt. Die Schöpfer der ICNP begründeten ihre Entscheidung (ICN, 1996). Als Mitarbeiter des *International Council of Nurses* wurden sie fast täglich mit Sprachproblemen konfrontiert. Der ICN hat drei offizielle Sprachen: Englisch, Französisch und Spanisch. Oft, besonders beim Übersetzen, verzerren Worte den Inhalt der Begriffe. Aber auch innerhalb derselben Sprache kann beim Formulieren von Begriffen Verwirrung entstehen, oder es gehen Informationen verloren. Vor allem wenn Kommunikation nicht durch den Tonfall, die Mimik und Gebärden unterstützt wird, muss die Sprache präzise und eindeutig sein. Die Autoren haben daher die zu klassifizierenden Begriffe definiert. Dafür benutzen sie nicht nur Definitionen aus Wörterbüchern, die häufig sehr allgemein sind, sondern auch und besonders die präzisere technische oder durch Übereinkunft zustande gekommene Definition. Auf diese Weise können auch besondere oder außergewöhnliche Wortbedeutungen wiedergegeben werden – das ist äußerst zweckmäßig in einer Klassifikation, in der Unterschiede zwischen den Elementen eine Rolle spielen.

Eine erste Liste mit Phänomenen wird aus vorhandenen Pflegeklassifikationen zusammengestellt und in einem Arbeitspapier veröffentlicht (ICN, 1993). Die vorläufige Liste wird dann zu einer Datenbank aufgefüllt. Seit 1994 arbeiten die Forscher an der Struktur der ICNP und bestimmen Ausgangspunkte für die Klassifikation. Die tatsächliche taxonomische Struktur wurde 1995 auf der erwähnten Tagung und während einer Besprechung der Arbeitsgruppe im Jahr 1996 bestimmt.

Die vorgestellte hierarchische Struktur lässt sich auch deduktiv lesen: Man liest die Pflegephänomene an der Spitze der Pyramide, und wenn man «nach unten liest», wo die Informationen ständig detaillierter werden, gelangt man an die Basis und findet dort Begriffe mit Kodes, die manchmal zehn Ziffern enthalten (z. B.: Smoking 1.1.1.2.2.1.4.2.1.1): manchmal elf (z. B.: Regurgitation 1.1.1.1.1.1.2. 1.2.1).

Die Begriffe sind von oben nach unten aufgeschlüsselt, dem Allgemeinen folgen also die besonderen Fälle. In der Fachsprache heißt das: Die Begriffe sind nach *Genus* (ein breiterer, allgemeiner Begriff) und *Spezies* oder *Art* (ein begrenzter, spezifischer Begriff) geordnet. Die Alpha-Version nennt als Beispiel «Frau» (als Spezies), die definiert ist als Typus oder Art von «Mensch» (des Genus). Die Spezies «Frau» kann von einer anderen Spezies unter demselben Genus, nämlich «Mann», unterschieden werden. Der Merkmalstyp, der die Spezies hier vom Genus differenziert, ist das Geschlecht. Das spezifische Merkmal, das hier «Frau» von «Mann» unterscheidet, ist das Merkmal «weiblich» (**Abb. 6-1**).

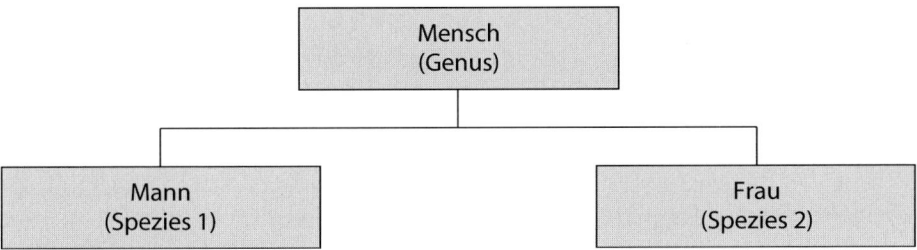

Abbildung 6-1: Beziehung zwischen Genus und Spezies (ICN, 1996)

Auf diese Weise werden also Begriffe über- oder untereinander eingeordnet: «Mensch» in Bezug auf «Frau» oder «Mann». Das ist eine hierarchische oder unterordnende Klassifikation. Wegen der Aufschlüsselung von Genus zu Spezies können wir auch sagen, dass beide Konzepte in einer generischen Beziehung stehen. Eine generische Beziehung besteht, wenn der untergeordnete Begriff (hier «Frau») alle Merkmale des übergeordneten Begriffs (hier «Mensch») aufweist und mindestens ein unterscheidendes Merkmal hinzukommt (hier «weiblich»). Bei dieser Methode werden Begriffe nicht nur mit Hilfe einer Definition verständlich gemacht, sondern auch durch ihren Platz innerhalb der hierarchischen Klassifikation (siehe auch Kapitel 2).

Bei der ICNP führte diese Methode zu einer Hierarchie von Begriffen in Pyramidenform (**Abb. 6-2** auf S. 86).

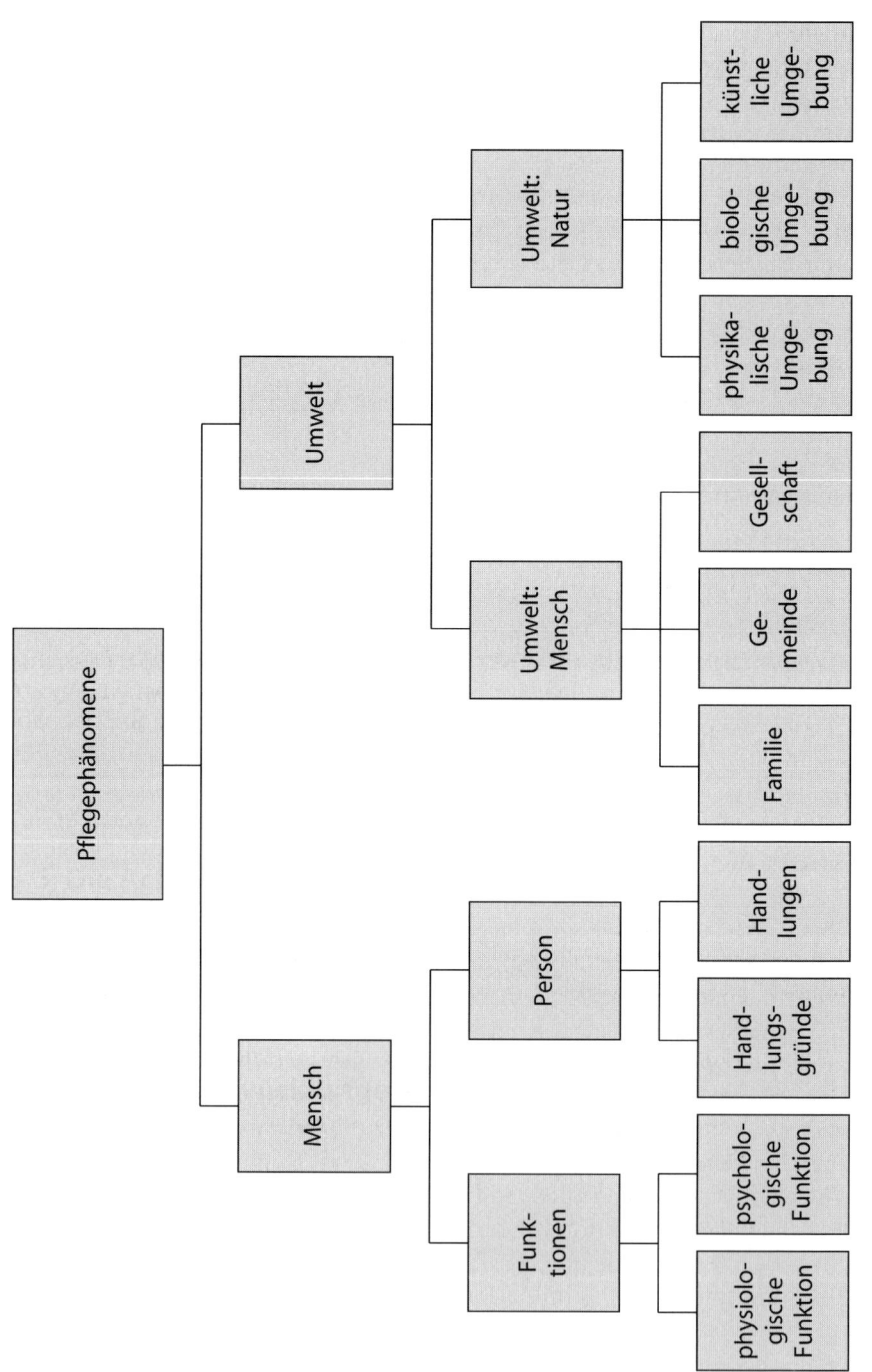

Abbildung 6-2: Die Internationale Klassifikation der Pflegepraxis (ICNP, 1996)

Abbildung 6-2 zeigt nur die obersten vier Ebenen der Konzept-Pyramide. Als Beispiel nennen Nielsen und Mortensen (1996) «Respiration», in der Klassifikation mit 1.1.1.1.1.1 kodiert. Die Konzept-Pyramide sieht so aus:

1.1.1.1.1 Physiologische Funktionen
Physiologische Funktionen sind Funktionen mit folgenden spezifischen Merkmalen: spezielle, normale oder angemessene (unwillkürliche) Prozesse eines Körperteils, die das Leben erhalten und verbessern (optimieren).

1.1.1.1.1.1 Respiration
Respiration ist eine physiologische Funktion mit folgenden spezifischen Merkmalen: Austausch von Sauerstoff und Kohlendioxid über die Atemwege.

1.1.1.1.1.1.1 Atmung
Atmung ist Respiration mit folgenden spezifischen Merkmalen: mechanisches Ein- und Ausatmen von Luft.

1.1.1.1.1.1.1.1 Dyspnoe
Dyspnoe ist Atmung mit folgenden spezifischen Merkmalen: Atmung, die einhergeht mit Beschwerden, verstärkter Atemarbeit, Kurzatmigkeit, Nasenflügelatmung, veränderter Atemtiefe, Gebrauch der Atemhilfsmuskulatur, veränderter Atemexkursion und Fremitus.

1.1.1.1.1.1.1.1.1 Funktionelle Dyspnoe
Funktionelle Dyspnoe ist Dyspnoe mit folgenden spezifischen Merkmalen: erschwertes Atmen bei körperlicher Aktivität oder Angst.

1.1.1.1.1.1.1.1.2 Orthopnoe
Orthopnoe ist Dyspnoe mit folgenden spezifischen Merkmalen: erschwertes Atmen in Ruhe oder im Liegen.

Dieses Beispiel zeigt, welche generischen Beziehungen zwischen einem breiten, allgemeinen Begriff – einem Genus mit hohem Abstraktionsgrad –, zum Beispiel *Atmung*, und einem spezifischen Begriff – der Spezies – mit niedrigerem Abstraktionsgrad, zum Beispiel *Dyspnoe*, besteht. Wichtig ist, dass ein untergeordnete Begriff stets alle Merkmale des übergeordneten Begriffs *und* mindestens ein unterscheidendes Merkmal aufweist.

6.1.4 Die Kategoriebildung

Eines der obigen Beispiele zeigt, dass wir den Genus «Mensch» in die beiden Spezies «Mann» und «Frau» einteilen können. Natürlich können wir Menschen auch in «Kranke» und «Gesunde» einteilen – auch das ist in bestimmten Situationen und aus einem bestimmten Blickwinkel korrekt und vielleicht sogar sinnvoller als die Einteilung in «Mann» und «Frau». Menschen kann man auch in Patienten und Nicht-Patienten oder in Personen mit oder ohne Selbstpflegedefizit einteilen. Aus der Sicht der Pflege kann das sinnvoll sein.

Eine Klassifikation wird unter einem bestimmten Blickwinkel, von einem bestimmten Standpunkt aus konstruiert. Sie folgt einem Grundprinzip oder Leitgedanken. Dieser Blickwinkel muss über die gesamte Klassifikation hinweg beibehalten werden. So lautete eine der Faustregeln des Klassifizierens, die wir in Kapitel 3 formuliert haben. Eine Datensammlung, zum Beispiel «Pflegephänomene» kann man unterschiedlich klassifizieren, je nach Blickwinkel. Dieser Blickwinkel sagt uns etwas über den theoretischen Ausgangspunkt derjenigen, die klassifiziert haben, vielleicht auch etwas über eine Pflegetheorie. Welchem Grundprinzip folgt nun die ICNP?

In der Alpha-Version wird als Leitlinie «relevant für die Pflege» genannt. Anhand dieser Leitlinie wird eine Hierarchie von generischen Beziehungen zwischen den Merkmalen an der Spitze der Klassifikation und denen auf den unteren Ebenen erstellt. Nach dieser Leitlinie lassen sich Pflegephänomene (die Spitze der Pyramide) so einteilen und unterteilen, dass wir an der Basis (unter anderem, siehe das obige Beispiel) *Orthopnoe* als pflegerelevantes Phänomen benennen können.

Die allgemeine Leitlinie «relevant für die Pflege» wählte man anhand der Beispiele aus, die mit der internationalen ICN-Umfrage gesammelt wurden. Daraus ergab sich, dass die Relevanz für die Pflege die logische Leitlinie war.

In **Abbildung 6-2** sind auf der zweiten Ebene die Pflegephänomene in die zwei Gruppen «Mensch» und «Umgebung» eingeteilt. Wie die Autoren der Alpha-Version erklären, stimmt diese Einteilung mit den wichtigsten Aufgaben der Pflegepraxis überein, sowohl in der primären als auch in der sekundären Gesundheitsfürsorge. Die Autoren haben also eine klare Entscheidung getroffen, die einerseits willkürlich ist (die Pflegepraxis kennt vermutlich auch andere wichtige Aufgaben, die für die Klassifikation eine Leitlinie sein könnten): andererseits auf den Ergebnissen einer weltweiten Umfrage beruht.

Auf der folgenden Ebene wird in Bezug auf «Mensch» zwischen Funktion und Person unterschieden. Funktionen verweisen darauf, dass es für die Pflege relevant sein kann, beim Umgang mit einem Menschen dessen besondere (biologische) Funktionen zu berücksichtigen. Die «Person» berücksichtigt einen anderen Gesichtspunkt: Der Patient wird als ganze Person betrachtet. Diese Unterteilung in Funktionen und Person ist für die Autoren der Alpha-Studie von größter Bedeutung. Sie geht darauf zurück, dass wir in der Pflege zwei Standpunkte einnehmen können: einen eher physiologischen und einen, der die Person in ihrer Totalität berücksichtigt.

Die Umgebung wird in die vom Mensch geschaffene Umgebung und in die Natur eingeteilt. Auf diese Kategorisierung gehen Nielsen und Mortensen (1966) nicht näher ein.

Auf der darunterliegenden Ebene werden die Funktionen des Menschen in physiologische und psychologische Funktionen eingeteilt. Dabei wird der Patient als eine Reihe von physiologischen und psychologischen Verhaltensweisen beschrieben, deren Ziel es ist, das Leben zu erhalten und zu verbessern. Die Kategorie «Funktionen» umfasst die gesamte Skala der biologischen Phänomene, die in der Pflege berücksichtigt werden müssen. Wiederum in Übereinstimmung mit den wichtigsten Aufgaben der Pflege werden zwei Kategorien von biologischen Phänomenen ausgewählt, die physiologische und die psychologische. Hier droht jedoch ein Problem, das die *Ausschließlichkeit* der Kategorien betrifft. Wo sollen wir Empfindungen unterbringen? Nielsen und Mortensen beschreiben Empfindungen als semipsychologische, jedoch auch semiphysiologische Phänomene. Die ICNP hat sich dafür entschieden, sie als «psychologisch» einzustufen.

Was die Kategorie «Person» betrifft, so wurden die Pflegephänomene in zwei Gruppen eingeteilt: in die Aktionen der Person und in die Gründe für diese Aktionen. Dahinter steht der Gedanke, dass das Handeln von der Persönlichkeit und den damit zusammenhängenden psychologischen Einstellungen bestimmt wird.

Die Kategorien unter «Umgebung: Mensch» und «Natur» haben die Autoren nicht näher erläutert. Sie erwähnen allerdings, dass Pflegephänomene, die sich auf physiologische Funktionen beziehen (auf einer untergeordneten, in **Abbildung 6-2** nicht wiedergegebenen Ebene) in bekannte Kategorien eingeteilt werden können: Atmung, Ausscheidung, Schlaf, Ruhe usw. Bei Pflegephänomenen im Bereich der psychologischen Funktionen geht es um eine Reihe von mentalen Aktivitäten, illustriert durch eine (nicht unbedingt erschöpfende) Liste von Empfindungen, die eine Reaktion auf Reize in einem Körperteil sind. Auf dieser Ebene werden Pflegephänomene beschrieben, die für die Pflegepraxis unmittelbar relevant sind.

Dass die Relevanz für die Pflege das Klassifizierungsprinzip ist, wird an der Erläuterung der Einteilungen deutlich. Obwohl dieses Prinzip aus einer internationalen Umfrage unter Berufsorganisationen abgeleitet wurde, ist es doch ziemlich vage und kann zu willkürlichen Entscheidungen führen. Darauf weisen die Autoren auch hin, wenn sie bestimmte Einteilungen theoretisch begründen und in der Fachliteratur auf unterschiedliche Meinungen stoßen (Nielsen und Mortensen, 1996). Hier stellt sich die Frage, ob das Klassifikationsprinzip klar und eindeutig ist und über die gesamte Klassifikation hinweg konsequent eingehalten wird.

6.1.5 Die Achsen

Während wir oben nur den Abschnitt «Pflegephänomene» der ICNP besprochen haben, geht es nun um den Abschnitt «Pflegeinterventionen». Diese Datensammlung wird nämlich mit Hilfe verschiedener Achsen klassifiziert.

In der Alpha-Version wird festgestellt, dass es viele verschiedene Definitionen von Pflegeinterventionen gibt, dass viele Synonyme oder ähnliche Begriffe bekannt sind und dass viele Definitionen oder Umschreibungen sich auf die unterschiedlichsten Pflegeaktivitäten beziehen, zum Beispiel auf Pflege, Betreuung, Prävention, Gesundheitsförderung, individuelle Pflege, Gruppenpflege, Pflege von verschiedenen Patientengruppen. In der ursprünglichen ICNP-Initiative (1991) heißt es, die ICN-Definition der Pflege müsse alle Aspekte der Pflege berücksichtigen. Darum wurde der Begriff «Pflegeintervention» in der ICNP breit definiert, nämlich als «the action taken in response to the phenomena nurses diagnose». Folglich setzten die Autoren die Pflegeintervention an die Spitze des zweiten Teils der Internationalen Klassifikation der Pflegepraxis.

Mit Hilfe einer Methode, die in der Alpha-Version *logical analysis* genannt wird, unterscheiden die Autoren sechs Ausgangspunkte für Einteilungen. Jeder von ihnen wird als eine Achse zur Klassifizierung von Pflegeinterventionen wiedergegeben. Diese Achsen werden mit A bis F bezeichnet **(Abb. 6-3)**.

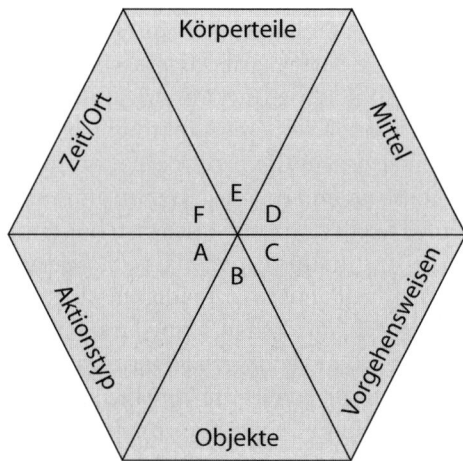

Abbildung 6-3: Sechs Ausgangspunkte (Achsen) für Einteilungen von Pflegeinterventionen (Nielsen und Mortensen, 1996)

Jede Achse wird in Klassen von Beispielen eingeteilt, die ihre spezifischen Merkmale haben:

Achse A: actions (Aktionen, Handlungen)
unterteilt in: beobachten, anleiten, ausführen, pflegen, informieren.

Achse B: objects (Objekte, Themen)
unterteilt in: Interventionen, deren Ziel Pflegephänomene sind, und Interventionen, die andere Ziele haben.

Achse C: approaches (Vorgehensweisen)
unterteilt in: Interventionen, die Regeln oder keinen Regeln unterliegen.

Achse D: means (Mittel)
unterteilt in: Interventionen, bei denen Hilfsmittel benutzt werden, und Interventionen, die nur körperlichen Einsatz erfordern.

Achse E: body sites (Körperteile)
unterteilt in: Interventionen, deren Ziel bestimmte Körperteile sind.

Achse F: time/place (Zeit/Ort)
unterteilt in: Interventionen, die nach Zeit und Ort spezifiziert werden.

Mit Hilfe dieser Achsen können Pflegeinterventionen genau definiert werden. Die Alpha-Version nennt als Beispiel:

Aktion: Waschung

Objekt: Patient

Vorgehen: nach speziellen Protokollen

Mittel: lauwarmes Wasser

Körperteil: ganzer Körper

Ort: im Bett.

In der Alpha-Version sind die sechs Achsen noch nicht detailliert ausgearbeitet. Nur die Achse A (Aktionstypen) wird bisher ausgearbeitet. Allerdings müssen die Definitionen weiterentwickelt werden. Zur Illustration ist das Schema oben abgebildet (**Abb. 6-4** auf S. 92).

In der Alpha-Version werden die Termini in **Abbildung 6-4** näher definiert. Zum Beispiel wird «erleichtern» (facilitating): der erste Begriff unter «helfen» (assisting): das wiederum der erste Begriff unter «Sorgen» (caring) ist, so definiert:

2.A-4.1.1 Facilitating.

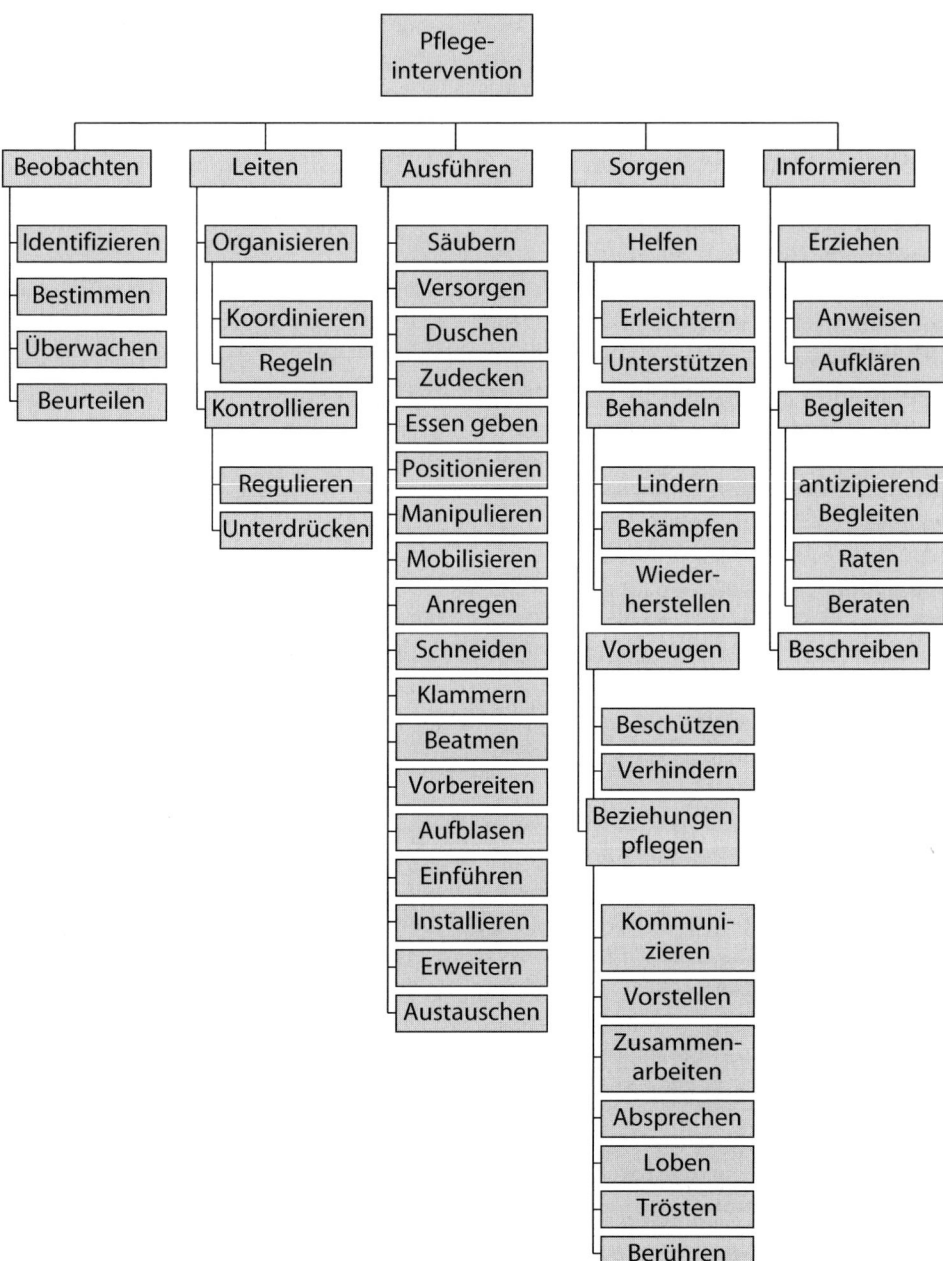

Abbildung 6-4: Pflegeinterventionen/-handlungen, geordnet nach Aktions-/Handlungstypen aus der Pflegepraxis (ICN, 1996)

Facilitating is a type of assisting with the following specific characteristics: Making something easier for somebody.

Weiter oben in der Hierarchie der Begriffe wird «Assisting» (2.A-4.1) definiert als «A type of Caring with the following specific characteristics: Doing part of the work for somebody or helping somebody with natural functions». [Eine Form des Sorgens mit folgenden Merkmalen: Teilweise etwas für einen anderen tun, jemanden bei natürlichen Funktionen helfen. Übers. d. Lek.] Noch eine Stufe höher wird Caring (2.A-4) definiert als «A type of Nursing Intervention with the following specific characteristics: Being concerned about, waiting on, attending to or looking after somebody or something.» [Eine Pflegeintervention mit folgenden Merkmalen: besorgt sein, warten auf, auf etwas aufpassen, nach etwas schauen. Übers. d. Lek.] Zwischen den Pflegeinterventionen auf der höheren oder niedrigeren Ebene bestehen also generische Beziehungen.

Die Alpha-Version der ICNP enthält schematische Übersichten über die restlichen fünf Achsen, ebenfalls allgemein ausgearbeitet und noch nicht vollständig definiert. Es ist aber jetzt schon erkennbar, dass man Begriffe aus verschiedenen Achsen kombinieren kann. Mögliche Kombinationen werden sichtbar, wenn man eine Matrix mit den sechs Achsen als horizontalem und vertikalem Lemma konstruiert (Nielsen und Mortensen, 1996). Helfen durch Waschen ist eine Kombination aus einem Konzept der Achse A (Aktionstyp) und einem Konzept der Achse B (Objekt). Die Alpha-Version enthält eine Liste mit etwa 200 Begriffs-Kombinationen aus den Achsen A und B. Natürlich sind auch Kombinationen von Begriffen aus drei oder mehr Achsen möglich.

6.1.6 Künftige Entwicklungen

Die Alpha-Version wurde Berufsorganisationen, Institutionen und individuellen Experten zur Beurteilung vorgelegt. Viele haben Kommentare geliefert, die das Team der ICNP im Januar 1998 diskutierte. Im März 1998 erschien *Update – ICNP Emerging Beta Version*, in dem Änderungen der Alpha-Version angekündigt wurden. Die ICNP bleibt bei der Dreiteilung Phänomene, Aktionen und Ergebnisse; aber innerhalb dieser drei Teile sollen die Konzepte mehrachsig klassifiziert werden. Die Bezeichnung actions ist übrigens so eine Änderung – in der Alpha-Version hieß es noch *interventions*. Offenbar hat die ICNP sich von dem niederländischen *Vooronderzoek verpleegkundige interventies, classificaties en definities* (NRV, 1996 b) inspirieren lassen.

7. Klassifikationen in der Pflege 3: ICIDH, CDV und CVvV

7.0 Einleitung

Die Weltgesundheitsorganisation (WHO) bemüht sich seit langem um die Systematisierung von Daten aus dem Bereich der Gesundheit, Krankheit und des Gesundheitswesens. Vor hundert Jahren entstand die Klassifikation von Krankheiten, die zur Zeit in zehnter, veränderter Auflage vorliegt: die *International statistical Classification of Diseases and health related Problems*, die ICD-10 (WHO, 1992). Ursprünglich wollte man damit Todesursachen definieren, aber im Laufe der Zeit diente sie immer mehr zur Registrierung der Morbidität. Das zeigt auch die heutige ICD, in der viele Krankheiten und Störungen vorkommen, die nicht unbedingt zum Tod führen.

Die Entwicklungen auf dem Gebiet der Gesundheit und dem Gesundheitswesen haben zur Folge, dass die Menschen heute länger leben, wenn auch häufig mit chronischen Beschwerden im Alter. Kinder mit angeborenen Krankheiten haben bessere Aussichten zu überleben. Auch viele Unfallopfer überleben, allerdings oft mit bleibenden Folgen. Daraus entstand das Bedürfnis nach einer Klassifikation der Krankheits*folgen*. Anders als bei einer Klassifikation von Ursachen geht es bei dieser neuen Klassifikation um Folgeerscheinungen, die menschliche Funktionen betreffen. Das führte 1980 zum Entwurf und zur Veröffentlichung der *International Classification of Impairments, Disabilities and Handicaps* – ICIDH (Internationale Klassifikation der Schädigungen, Fähigkeitsstörungen und Beeinträchtigungen). Die ICIDH erwies sich neben der ICD als sehr brauchbar in vielen unterschiedlichen Bereichen des Gesundheitswesens (Halbertsma, 1995). Auch für die Pflege ist die ICIDH interessant. Der theoretische Rahmen schloss sich an die Klassifikation diagnostischer Begriffe an, und dank ihrer vielfältigen Anwendungsmöglichkeiten und ihrer internationalen Akzeptanz wurde eine interdisziplinäre und weltweite Kommunikation möglich.

Darum wollen wir die ICIDH zuerst besprechen und erst anschließend den *Nederlandse Ontwerpstandaard Classificatie van Diagnostische termen voor de Verpleegkunde* oder CDV (Niederländischer Standardentwurf einer Klassifikation diagnostischer Ausdrücke für die Pflege): der in enger Zusammenarbeit mit dem ständigen Ausschuss des Nationalen Rates für Volksgesundheit und unter seiner Aufsicht entwickelt wird. Der Ausschuss ist das WHO Kooperationszentrum für die ICIDH. Zum Schluss werde ich auf die *Vooronderzoek verpleegkundige interventies, classificaties en definities* (Vorstudie zu Pflegeinterventionen, -klassifikationen und -definitionen) eingehen. Sie wird vom ständigen Ausschuss für Klassifikationen und Definitionen des WCC durchgeführt. Der *Ontwerpstandaard Classificatie Verrichtingen voor de Verpleegkunde* oder CVvV (Entwurf einer Standardklassifikation der Tätigkeiten in der Pflege) soll nach einem Vorschlag in dieser Studie an die *Voorlopige WCC-standaardclassificatie Verrichtingen Paramedische Beroepen* (Vorläufige Standardklassifikation des WCC der Tätigkeiten in ärztlichen Hilfsberufen) gekoppelt werden.

Obwohl die WHO vermutlich im Jahr 2000 eine überarbeitete Version der ICIDH veröffentlichen wird (wahrscheinlich mit einem neuen Aufbau und mit neuen Titeln): möchte ich hier die bisher gebräuchliche ICIDH vorstellen. Sie hat in recht kurzer Zeit Eingang in die niederländische Pflege gefunden. Die Klassifikation, integriert in die elf funktionellen Verhaltensmuster von Gordon, ist ein Modell für den Entwurf der CDV. Im niederländischen Pflegeunterricht wird die ICIDH als Ordnungsprinzip für Pflege- und Gesundheitsprobleme behandelt.

Auch in der Pflegepraxis scheint die ICIDH sich durchgesetzt zu haben. Im Akademischen Medizinischen Zentrum der Universität Amsterdam läuft ein Projekt mit fünf Arbeitsbereichen, das sich mit der diagnostischen Phase des Pflegeprozesses befasst. Um den Gesundheitszustand der Patienten genau zu beschreiben, wird dabei die Terminologie der ICIDH benutzt (*Nieuwsbrief Handboek*, 1997, 1, 3). [In Deutschland findet die ICIDH insbesondere bei der Feststellung, Dokumentation und Abrechnung von Pflegebedürftigkeit im Rahmen des Pflegeversicherungsgesetzes Berücksichtigung. Weitere darüberhinausgehende Anwendungen finden sich in Matthesius (1995) Anm. d. Lek.]

7.1 Die Internationale Klassifikation der Schädigungen, Fähigkeitsstörungen und Beeinträchtigungen (ICIDH)

7.1.1 Entstehung und Entwicklung

Im Jahr 1972 wurde die WHO mehrfach aufgefordert, einen Vorschlag zum Messen von Krankheitsfolgen zu machen. Daraufhin beauftragte sie Dr. Philip Wood (Manchester): einen Entwurf auszuarbeiten. Nach eingehendem Studium und gründlicher Überlegung unterbreitete er der Internationalen Konferenz für die neunte Revision der ICD im Jahr 1975 einen Vorschlag für eine Klassifikation der Krankheitsfolgen. Im folgenden Jahr beschloss die WHO, probeweise die ICIDH einzuführen, und zwar als Ergänzung der ICD, nicht als deren Bestandteil. Später änderte sie diese Auffassung, auch unter dem Eindruck der Stellungnahme von Experten und den Erfahrungen in der Pflegepraxis. Schließlich wurde die ICIDH 1980 veröffentlicht (WHO, 1980). Kurze Zeit später erschien eine niederländische Übersetzung, herausgegeben vom ständigen Ausschuss für Klassifikationen und Definitionen beim nationalen Rat für Volksgesundheit (Raad voor de Gezondheidszorg TNO, 1981). [Die kommentierte deutschsprachige Fassung erschien 1995, Matthesius (1995).Anm. d. Lek.].

7.1.2 Die klassifizierten Elemente

Die ICIDH klassifiziert keine Krankheiten (diese Aufgabe hat die ICD-10 übernommen). Sie enthält vielmehr Klassifikationen von Krankheitsfolgen. Ihre Struktur ist in **Abbildung 7-1** dargestellt.

Die ICIDH ist in drei Teile gegliedert, die jeweils von einem anderen Standpunkt aus die Folgen von Erkrankungen beschreiben:

1. eine Klassifikation von Schädigungen (impairments): Eine Schädigung ist definiert als Verlust oder Normabweichung in der psychischen, physiologischen oder anatomischen Struktur oder Funktion

2. eine Klassifikation von Fähigkeitsstörungen (disabilities): Eine Fähigkeitsstörung ist definiert als Einschränkung oder Verlust der Fähigkeit (als Folge einer Schädigung): Aktivitäten in der Art und Weise oder in dem Umfang auszuführen, die für einen Menschen als normal angesehen werden

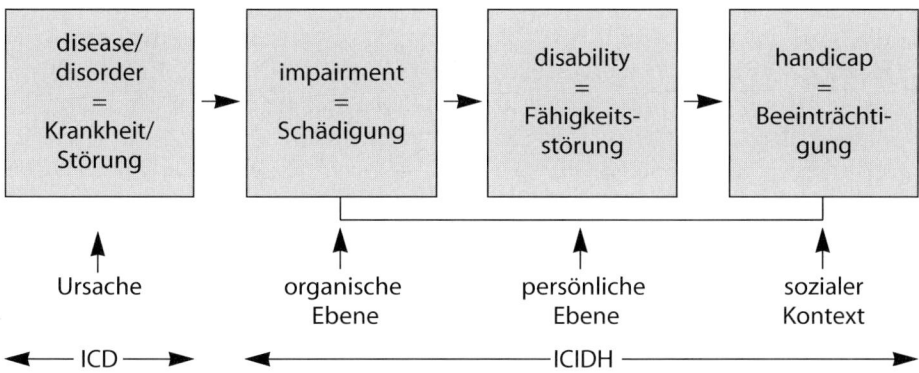

Abbildung 7-1: Die ICD und die Grundstruktur der ICIDH

3. eine Klassifikation von Beeinträchtigungen (handicaps): eine Beeinträchtigung ist definiert als eine Benachteiligung, welche die Erfüllung einer Rolle einschränkt oder verhindert, die (abhängig von Geschlecht, Alter sowie sozialen und kulturellen Faktoren) für den betroffenen Menschen normal ist.

Die drei Klassifikationen sind voneinander unabhängig. Sie unterscheiden sich voneinander, was die Ebene betrifft, auf der die Krankheitsfolgen wahrgenommen werden. Wenn ein Titel einer Klassifikation auf einen Patienten zutrifft, so bedeutet das nicht unbedingt, dass bestimmte Titel der beiden anderen Klassifikationen ebenfalls auf ihn zutreffen. Übrigens kann man die drei Klassifikationen auch unabhängig voneinander benutzen (NRV, 1988).

Die ICIDH trägt in erheblichem Umfang zu einem eindeutigen Wortgebrauch und zu einer klaren Kommunikation zwischen verschiedenen Disziplinen des Gesundheitswesens bei. Viele haben diese Leistung gewürdigt. Die Vorteile für die interdisziplinäre Kommunikation liegen auf der Hand. Dennoch ist hierzu eine Randbemerkung notwendig. Die Gesundheitszustände oder Gesundheitsprobleme, wie die ICIDH sie klassifiziert, werden nicht aus dem Blickwinkel eines fachspezifischen Rahmens definiert. Sie werden also auch nicht aus pflegerischer Sicht definiert. Die ICIDH ist keine Datenbank des Pflegewissens und trägt somit nicht zu dessen Entwicklung bei. Wenn die ICIDH aber einerseits keine spezifischen Pflegekonzepte enthält und andererseits die Pflegeinterventionen den Anspruch erheben, spezifisches Pflegewissen darzustellen und zu mobilisieren, dann ist schwer zu erklären, wie die Interventionen mit den Problemdefinitionen zusammenhängen.

7.1.3 Art der Klassifikation

Die ICIDH besteht aus drei Klassifikationen. In welchem Verhältnis stehen sie zueinander? Einerseits werden sie als drei voneinander unabhängige Klassifikationen vorgestellt, die man auch unabhängig voneinander gebrauchen kann. Die drei Klassifikationen stehen in einer nebenordnenden Beziehung. Andererseits besteht doch ein Zusammenhang zwischen ihnen. Das theoretische Modell (siehe **Abb. 7-1**) stellt eine chronologische Reihenfolge dar und suggeriert kausale Beziehungen: Die ICIDH gruppiert *Folgen* von Krankheiten. Schädigungen können zu Fähigkeitsstörungen *führen*, Beeinträchtigungen können *die Folge* von Schädigungen und Fähigkeitsstörungen sein. Das ist gleichzeitig eine Kritik an der ICIDH. Manche Forscher sind der Meinung, das theoretische Modell sei zu kausal und weise zu sehr in eine Richtung. Die Grenzen zwischen den drei Teilklassifikationen und die Grenze zur ICD sei undeutlich, und die Zuordnung zu einer bestimmten Teilklassifikation sei nicht immer klar nachvollziehbar. Kritik gibt es zudem an Einzelheiten, zum Beispiel weil bestimmte Oberbegriffe nicht am richtigen Platz stehen, falsch eingeteilt oder falsch benannt sind oder ganz fehlen. Was die innere Struktur betrifft, so gleichen die Klassifikationen der Schädigungen und Fähigkeitsstörungen einander. Sie weisen die gleiche taxonomische Struktur wie die ICD auf, das heißt, sie sind hierarchisch aufgebaut. Daraus folgt, dass sowohl gekürzte Fassungen als auch die vollständige Fassung brauchbar sind. Beide Klassifikationen unterscheiden sich insofern voneinander, als bei den Schädigungen lediglich festgestellt wird, ob sie vorhanden sind oder nicht, während bei den Fähigkeitsstörungen Abstufungen möglich sind.

Die Klassifikation der Beeinträchtigungen ist ganz anders aufgebaut. Hier basiert die Grundstruktur nicht auf Individuen oder ihren Merkmalen, sondern auf ihren Verhältnissen. Um diese zu beschreiben, hat man die obengenannten Dimensionen (man kann sie Achsen nennen) ausgewählt. Um das Ausmaß der Beeinträchtigung zu bestimmen, muss man auf jeder Achse den Zustand des betroffenen Menschen bestimmen. Auch hier gibt es also graduelle Unterschiede. Ein hierarchischer Aufbau fehlt vollständig. Eine gekürzte Version der Klassifikation ist daher nicht möglich, es sei denn, man verzichtet auf eine oder mehrere Dimensionen (NRV, 1988).

7.1.4 Kategoriebildung

Innerhalb der Klassifikationen der Schädigungen und der Fähigkeitsstörungen sind die Oberbegriffe hierarchisch geordnet. Die Klassifikation der *Schädigungen*, definiert als Verlust oder Normabweichung in der psychischen, physiologischen oder anatomischen Struktur oder Funktion, umfasst neun Hauptkategorien:

1. intellektuelle Schädigungen

2. andere psychische Schädigungen

3. Sprachschädigungen

4. Ohrschädigungen

5. Augenschädigungen

6. viszerale Schädigungen

7. Skelettschädigungen

8. entstellende Schädigungen

9. generalisierte, sensorische und andere Schädigungen.

Jede dieser Klassen ist hierarchisch in Unterklassen mit drei oder vier Ziffern eingeteilt. Innerhalb jeder einstelligen Kategorie gibt es zehn zweistellige. Jede Kategorie kann man in zehn Unterkategorien einteilen, indem man eine Dezimalstelle hinzufügt. Ein Beispiel:

---

1. Intellektuelle Schädigungen

    10–14:   Schädigungen der Intelligenz

    15:       Schädigungen des Erinnerungsvermögens
            15.1 Retrograde Amnesie
            15.2 Schädigung des Langzeit-Erinnerungsvermögens
            15.3 Psychogene Amnesie
            15.4 Schädigungen des Erinnerungsvermögens an Formen
            15.5 Schädigungen des Erinnerungsvermögens an Worte
            15.6 Schädigungen des Erinnerungsvermögens an Zahlen
            15.7 (nicht benannt)
            15.8 andere Schädigungen des Erinnerungsvermögens
            15.9 nicht spezifizierte Formen von Amnesie

    16:       Andere Schädigungen des Erinnerungsvermögens

    17:       Schädigungen des Ablaufs und der Form von Denkenprozessen

    18:       Schädigungen des Denkeninhaltes

    19:       Andere intellektuelle Schädigungen

Beispiel für einen zu beurteilenden Patienten

Bei einem querschnittsgelähmten Patienten kommt es möglicherweise zu einer Harninkontinenz (Kategorie 6): einer sensorischen Schädigung der Beine (Kategorie 7) und einem beginnenden Dekubitus (Kategorie 9).
Hauptkategorie 6, viszerale Schädigungen, enthält die Unterklasse 63: Schädigung der Harnausscheidungsfunktion. Darunter fallen verschiedene Arten der Harninkontinenz in den Kategorien 63.3 bis 63.6

Auch die Klassifikation der Fähigkeitsstörungen, definiert als Einschränkung oder Verlust der Fähigkeit (als Folge einer Schädigung): Aktivitäten in der Art und Weise oder in dem Umfang auszuführen, die für einen Menschen als normal angesehen wird, umfasst neun Hauptkategorien:

1. Fähigkeitsstörungen im Verhalten

2. Fähigkeitsstörungen in der Kommunikation

3. Fähigkeitsstörungen in der Selbstversorgung

4. Fähigkeitsstörungen in der Fortbewegung

5. Fähigkeitsstörungen in der körperlichen Beweglichkeit

6. Fähigkeitsstörungen in der Geschicklichkeit

7. Situationsbedingte Fähigkeitsstörungen

8. Fähigkeitsstörungen in besonderen Fertigkeiten

9. Andere Aktivitätseinschränkungen.

Jede Klasse, außer 8 und 9, die noch nicht näher ausgearbeitet sind, hat eine feinere Einteilung mit drei Ziffern. Für jede Fähigkeitsstörung kann man mit einer Skala und einer vierten und fünften Ziffer Informationen über die Schwere der Störung und die Prognose geben. Bei der letzten und vorletzten Klasse muss die Anwendung in der Praxis noch lehren, wie sie näher umschrieben werden können.

Ein Beispiel für eine Einteilung und Untereinteilung:

4	Fähigkeitsstörungen in der Fortbewegung	
	40–45	Fähigkeitsstörungen im Gehen
	46–47	Einschränkende Fähigkeitsstörungen
		46.0 Stellungswechsel aus dem Liegen
		46.1 Stellungswechsel aus dem Sitzen
		46.2 Stellungswechsel aus dem Stand
		46.3 Erreichen eines Bettes oder Stuhles
		46.4–46.7 (nicht benannt)
		46.8 andere Fähigkeitsstörungen
		46.9 nicht näher spezifiziert
	48–49	andere Fähigkeitsstörungen in der Fortbewegung

Beispiel für einen zu beurteilenden Patienten

Der querschnittsgelähmte Patient leidet möglicherweise unter Fähigkeitsstörungen in der Selbstversorgung (Kategorie 3): Fähigkeitsstörungen in der Fortbewegung (Kategorie 4): in der körperlichen Beweglichkeit, zum Beispiel beim Knien und Hocken (Kategorie 5): in der Geschicklichkeit, zum Beispiel beim Bedienen von Pedalen (Kategorie 6) und an situationsbedingten Fähigkeitsstörungen, zum Beispiel im Stand (Kategorie 7).

Die Hauptkategorie 3 (Fähigkeitsstörungen in der Selbstversorgung) umfasst Fähigkeitsstörungen in der Exkretion (Unterklasse 30–32). Die Unterklasse 30 umfasst Schwierigkeiten der kontrollierten Exkretion, zum Beispiel Kontrolle durch Adaptionsmittel (30.1) und Blasenverweilkatheter (30.3).

Die Schwere der Fähigkeitsstörung kann man mit Hilfe einer Ziffer von 0 bis 9 angeben, wobei 0 keine Fähigkeitsstörung und 6 völliges Unvermögen bedeuten (7 bis 9 sind nicht spezifiziert).

Auch die Prognose kann man so kodieren: 0 = keine Fähigkeitsstörung, 6 = Fähigkeitsstörung verschlimmert (7 bis 9 sind nicht spezifiziert).

Die Beeinträchtigungen – definiert als sich aus einer Schädigung oder Fähigkeitsstörung ergebende Benachteiligungen einer betroffenen Person, welche die Erfüllung einer Rolle einschränken oder verhindern, die (abhängig von Geschlecht, Alter sowie sozialen und kulturellen Faktoren) für diese Person normal ist – umfassen sechs Dimensionen oder Rollen, in denen eine Beeinträchtigung auftreten kann:

1. *Beeinträchtigung der Orientierung:* Die Fähigkeit der Person, sich in ihrer Umgebung zu orientieren, einschließlich Rezeption von Signalen aus der Umgebung, Verarbeitung dieser Signale und Reaktion auf sie sowie Folgeerscheinungen von Fähigkeitsstörungen in Verhalten und Kommuniktion

2. *Beeinträchtigung der physischen Unabhängigkeit:* Die Fähigkeit der Person, ein – im üblichen Sinne – erfülltes und unabhängiges Leben zu führen, einschließlich Selbstversorgung und andere Aktivitäten des täglichen Lebens

3. *Beeinträchtigung der Mobilität:* Die Fähigkeit der Person, sich effektiv in ihrer Umgebung fortzubewegen, einschließlich Körperhilfen

4. *Beeinträchtigung der Beschäftigung:* Die Fähigkeit einer Person, ihre Zeit in einer für ihr Geschlecht, ihr Alter und ihren Kulturkreis üblichen Art und Weise zu verbringen, einschließlich Spiel oder Erholung und Beruf

5. *Beeinträchtigung der sozialen Integration:* Die Fähigkeit der Person, sich an den üblichen sozialen Beziehungen zu beteiligen und diese aufrechtzuerhalten

6. *Beeinträchtigung der ökonomische Eigenständigkeit:* Die Fähigkeit der Person, übliche sozialökonomische Aktivitäten sowie Unabhängigkeit zu erhalten

7. *andere Beeinträchtigungen:* andere Umstände, die Benachteiligung verursachen können.

Für jede Dimension/Rolle wurde eine geeignete Messskala erstellt, so dass man das Ausmaß der Beeinträchtigung umschreiben kann, und zwar von «keine Beeinträchtigung» bis «vollständige Beeinträchtigung» (Unmöglichkeit, die betreffende Rolle zu erfüllen).

Als Beispiel möge die Skalenkategorie für die Hauptkategorie 5 dienen: Beeinträchtigung der sozialen Integration:

0 sozial integriert

1 gehemmte Beteiligung

2 eingeschränkte Beteiligung

3 verminderte Beteiligung

4 verarmte Beziehungen

5 reduzierte Beziehungen

6 gestörte Beziehungen

7 entfremdung

8 sozial isoliert

9 nicht spezifiziert.

Ein Mensch wird in jeder der ersten sechs Dimensionen in eine der Kategorien eingeteilt. Bei den anderen beiden Klassifikationen werden dagegen nur die tatsächlich vorhandenen Schädigungen und Fähigkeitsstörungen beurteilt. Die Werte aller Dimensionen werden addiert, und daraus ergibt sich ein Gesamtbild der Beeinträchtigungen, das in Details allerdings unvollständig sein kann (NRV, 1988).

Beispiel für einen zu beurteilenden Patienten

Es ist denkbar, dass wir die Situation des Querschnittsgelähmten so beschreiben können: Keine Beeinträchtigung der Orientierung (1): Beeinträchtigung der physischen Unabhängigkeit (2): Beeinträchtigung der Mobilität (3): teilweise Beeinträchtigung der Beschäftigung (4): keine Beeinträchtigung der sozialen Integration (5): keine Beeinträchtigung der ökonomischen Unabhängigkeit (6) (De Kleijn-de Vrankrijker, 1993).

Oben habe ich bereits auf die hierarchische Struktur der Klassifikationen der Schädigungen und Fähigkeitsstörungen hingewiesen. Im Prinzip lassen sich alle Daten in den Kategorien unterbringen (NRV, 1988). Das Kategoriensystem genügt also dem Kriterium der Vollständigkeit (siehe Kapitel 3.4).

Die Fachliteratur sieht einige Überlappungen zwischen ICD und ICIDH (NRV, 1988). Unter den Rubriken «intellektuelle Schädigungen» und «andere psychische Schädigungen» finden wir Titel, die beim Diagnostizieren von psychiatrischen Krankheiten verwendet werden. Diese gehören nicht in eine Klassifikation der Schädigungen psychischer Funktionen. Die Überlappung ist wohl darauf zurückzuführen, dass die Krankheitsursachen und -symptome bei der Klassifizierung berücksichtigt wurden, was bei der ICIDH – die nur Krankheitsfolgen klassifizieren will – eben nicht der Fall ist. Bei einer Revision der ICIDH müssen diese Elemente also entfernt werden.

7.1.5 Die Achsen

Ein besonders problematisches Unternehmen der ICIDH ist die Klassifikation der Beeinträchtigungen, vor allem wegen der Dimensionen, nach denen klassifiziert wurde. Es ist nicht jedem ersichtlich, was klassifiziert wurde. Wenn diese Klassifikation nicht die Person oder ihre Merkmale zum Gegenstand hat, sondern ihr Umfeld, dann ist diese Klassifikation zu sehr mit Wertvorstellungen befrachtet. Sie enthält eine Vision vom Menschen, eine Weltanschauung. Woods, der Begründer der ICIDH, wendet dagegen ein, dass die sechs Dimensionen für jeden Menschen fundamental seien. Er stützt sich auf die «survival roles» von Maslow und behauptet, jeder Mensch, der überleben wolle, müsse diese sechs Rollen ausfüllen. Demnach wären mit den sechs Dimensionen auch die wichtigsten Probleme der Behinderten umschrieben. In der Nachfolge von Maslow geht Wood davon aus, dass die Bedürfnisbefriedigung des Menschen sich hierarchisch darstellen lässt: Bedürfnisse einer «höheren» Ordnung kommen erst an die Reihe, wenn die Grundbedürfnisse befriedigt sind. Diese Hierarchie wird aus den Beschreibungen der sechs Dimensionen deutlich. Für ein Rollenverhalten, das auf andere Bedürfnisse abzielt, hat Wood die Möglichkeit einer siebten Dimension offengelassen (NRV, 1988, *51*).

7.1.6 Künftige Entwicklungen

Das theoretische Modell, das Schädigungen, Fähigkeitsstörungen und Beeinträchtigungen ordnet und miteinander in Beziehung setzt, wird oft wegen seiner Klarheit, Einfachheit und praktischen Anwendbarkeit gelobt. Aber es gibt auch

Kritik. Sie betrifft unter anderem die Begriffsreihe Krankheit, Schädigung, Fähigkeitsstörung und Beeinträchtigung: Diese Begriffe sind nicht (zumindest nicht gut) definiert und voneinander schlecht abgegrenzt. Eine ähnliche Randbemerkung ist auch hinsichtlich der klassifizierten Termini am Platze, die mitunter unklar beschrieben und operational schlecht definiert sind. Besonders problematisch ist bei ihnen die Abgrenzung zwischen den nicht-körperlichen Schädigungen, die sich nicht auf organische Schädigungen zurückführen lassen (NRV, 1988).

Ein wichtiger Kritikpunkt ist die negative Komposition der ICIDH, die negative Konnotation einiger Begriffe. Das wurde vor allem von Pflegenden kritisiert, die nicht nur wissen wollen, was einem Patienten fehlt, sondern auch, welche Ressourcen er noch hat. Die bevorstehende Revision der ICIDH wird insofern einige Änderungen bringen. Unter anderem sollen die *Fähigkeitsstörungen* durch das neutralere Wort *Aktivitäten* ersetzt und negative Aspekte dieser Dimension als *Begrenzung/Beeinträchtigung der Aktivität (activity limitation)* definiert werden. *Beeinträchtigung* wird durch *Partizipation* ersetzt, negative Aspekte dieser Dimension werden dann als *Beeinträchtigung/Begrenzung der Partizipation (participation limitation)* definiert.

Im Juni 1997 ist ein «beta-1 draft» der künftigen ICIDH-2 erschienen. Darin werden die folgenden Unterklassen oder Dimensionen vorgestellt:

- Klassifikation der Schädigungen
  - Klassifikation der Funktionsschädigungen
  - Klassifikation der Strukturschädigungen

- Klassifikation der Aktivitäten (bisher Fähigkeitsstörungen)

- Klassifikation der Partizipation (bisher Beeinträchtigungen)

- Liste der zusammenhängenden kontextuellen Faktoren (WHO, 1997).

In dieser neuen Einteilung werden die Strukturschädigungen und die Funktionsschädigungen jeweils gesondert eingruppiert.

Obwohl die Namen der Teilklassifikationen sich ändern und der Titel der revidierten ICIDH *Internationale Klassifikation der Schädigungen, Aktivitäten und Partizipation; ein Handbuch der Dimensionen von Behinderungen und der Gesundheit* lauten wird, bleibt es bei der Abkürzung ICIDH. Das «Manual for Dimensions of disablement and Functioning» wird ICIDH-2 heißen – wegen der Kontinuität.

Bei der Revision der ICIDH spielt das niederländische WHO Collaborating Centre für die ICIDH eine wichtige Rolle. Es ist seit 1998 im Zentrum für Volksgesundheit und Zukunftsforschung (cVTV) des staatlichen Instituts für Volksgesundheit und Umwelt untergebracht.

7.2 Klassifikation diagnostischer Begriffe für die Pflege (CDV)

7.2.1 Entstehung und Entwicklung

Seit Beginn der neunziger Jahre nimmt in den Niederlanden das Interesse an einem eindeutigen Pflegebegriffsrahmen zu, ebenso die Bemühungen, ihn zustande zu bringen. Im Jahr 1991 erschien ein wichtiger Artikel von Leih und Salentijn über *Verpleegkundige diagnoses: betekenis, classificatie en vragen* [Pflegediagnosen – Bedeutung, Klassifikation und Fragen] (Leih und Salentijn, 1991): und 1992 organisierten Pflegende, die an der zehnten NANDA-Konferenz teilgenommen hatten, in Amsterdam den internationalen Kongress *NANDA, line of action for the Netherlands?* [NANDA – richtungweisend für die Niederlande?] Ihm folgte die *First European conference on nursing diagnoses: Creating a European platform* [erste europäische Konferenz über Pflegediagnosen – Schaffung einer europäischen Plattform] in Kopenhagen (1993) und die *Second European Conference on Nursing Diagnoses and Interventions* [Zweite europäische Konferenz über Pflegediagnosen und -interventionen] in Brüssel (1995). Bei der letzteren wurde die Association for Common European Nursing Diagnoses, Interventions and Outcomes [Organisation für gemeinsame europäische Pflegediagnosen, -interventionen und -ergebnisse] (ACENDIO) gegründet.

Im Jahr 1991 verabschiedete der niederländische Rat für Volksgesundheit einen *Advies eenduidig verpleegkundig begrippenkader* [Empfehlungen für einen eindeutigen Pflegebegriffsrahmen], und anschließend begann der ständige Ausschuss des WCC für Klassifikationen und Definitionen mit seiner *Vooronderzoek eenduidig begrippenkader verpleegkunde* [Vorstudie über einen eindeutigen Pflegebegriffsrahmen]. Sie konzentrierte sich auf eindeutige Definitionen des Begriffs «Pflegediagnose» und auf die Klassifikation von Pflegediagnosen. Dazu enthält der Schlussbericht Empfehlungen, gegründet auf umfangreiche Literaturuntersuchungen und Dokumentanalysen, Interviews mit wichtigen Informanten und einer Delphi-Studie, an der 44 Pflegewissenschaftler teilnahmen und die vier Runden umfasste. Eine der Empfehlungen betraf eine noch zu entwickelnde Klassifikation der Pflegediagnosen. Es wurde eine Integration der ICIDH mit den Functional Health Patterns von Gordon als theoretischem Rahmen angestrebt. Gordons Werk appelliere an die Identität der Pflege und habe sich für viele Pflegende als brauchbar erwiesen. Die ICIDH decke einerseits das Gebiet ab (zumindest teilweise): auf das sich Pflegediagnosen bezögen, und fördere andererseits die interdisziplinäre und internationale Zusammenarbeit im Gesundheitswesen (NRV, 1993).

Auf der Basis dieser Empfehlung entwickelte ein Projektteam der WCC zusammen mit dem Lehr- und Forschungsbereich Pflegewissenschaft der Universität

Maastricht einen *Ontwerp WCC-standaard Classificatie van Diagnostische termen voor de Verpleegkunde* [WCC-Standardentwurf einer Klassifikation diagnostischer Begriffe für die Pflege) (CDV)]. Zu diesem Zweck wurden Gordons elf Funktionelle Verhaltensmuster ins Niederländische übersetzt und, wenn nötig, den dortigen Verhältnissen angepasst. Dabei wurden zwei der drei Klassifikationen der ICIDH eingearbeitet (NRV, 1996 a).

Der ständige Ausschuss für Klassifikationen und Definitionen der WCC war und ist das WHO-Kooperationszentrum für die ICIDH und ist daher von der Revision der ICIDH betroffen. Das Projektteam, das die CDV entwickelte, war an der Revision beteiligt. Beim Entwurf der CDV wurden auch Änderungen der ICIDH berücksichtigt, die etwa zur selben Zeit der WHO vorgeschlagen wurden. Dabei ging es unter anderem um Einwände gegen die ICIDH, die wir oben (s. Kap. 7.1) kurz besprochen haben.

7.2.2 Die klassifizierten Elemente

Die Vorgehensweise des CDV-Projektteams war zu Beginn einfach: Die diagnostischen Termini der ICIDH, die für die Pflege relevant waren, wurden selektiert und in eines der elf Funktionellen Verhaltensmuster eingeordnet.

Um dem Einwand zu begegnen, die ICIDH sei zu negativ formuliert, wurde die ICIDH-Klassifikation «Fähigkeitsstörungen» umbenannt in *Vaardigheden en Beperkingen in Vaardigheden* [Fähigkeiten und Einschränkungen von Fähigkeiten]. Die ICIDH-Klassifikation «Schädigungen» ließ sich nicht so einfach mit einem positiven Begriff wiedergeben. Immerhin unterschieden die Forscher zwischen Schädigungen der (anatomischen) Struktur und Schädigungen der (physiologischen und psychischen) Funktion. Als positive Begriffe für Schädigungen der Funktionen kann man vorhandene Funktionen betrachten; sie sind allerdings nicht ausdrücklich benannt worden. Hinzu kommt, dass die ICIDH-Klassifikation «Handicaps» (Beeinträchtigungen) aus klassifikationstechnischen Gründen nicht berücksichtigt wird. Die Folge ist, dass die CDV aus einer Klassifikation *Schädigungen* (der Funktion und der Struktur): einer Klassifikation *Fähigkeiten* und einer Klassifikation *Einschränkungen von Fähigkeiten* besteht (NRV, 1996 a).

Die CDV klassifiziert also diagnostische Begriffe, die der ICIDH entnommen wurden, und, soweit möglich, auch die positiven Gegensätze der negativ klingenden Einschränkungen. Wichtig ist der Hinweis, dass Termini klassifiziert werden, also «Etiketten». Das sind Worte, die nicht von vornherein eine faschspezifische, inhaltliche Bedeutung haben.

7.2.3 Art der Klassifikation

Die *Klassifikation diagnostischer Begriffe für die Pflege* ist deduktiv zustande gekommen, nämlich durch Integration vorhandener diagnostischer Begriffe in ein vorhandenes Rahmenwerk von elf Funktionellen Verhaltensmustern. Die folgende Tabelle zeigt die Übersetzung der Functional Health Patterns von Gordon mit deren original- und deutschsprachiger Version. (Gordon, 1998):

Functional Health Patterns	Funktionelle Verhaltensmuster
Health-Perception – Health Management Pattern	Wahrnehmung und Umgang mit der eigenen Gesundheit
Nutritional-Metabolic Pattern	Ernährung und Stoffwechsel
Elimination Pattern	Ausscheidung
Activity-Exercise Pattern	Aktivität und Bewegung
Sleep-Rest Pattern	Schlaf und Ruhe
Cognitive-Perception Pattern	Kognition und Perzeption
Self-Perception – Self-Concept Pattern	Selbstwahrnehmung und Selbstkonzept
Role-Relationship Pattern	Rollen und Beziehungen
Sexuality-Reproductive Pattern	Sexualität und Reproduktion
Coping – Stress-Tolerance Pattern	Bewältigungsverhalten (Coping) und Stresstoleranz
Value-Belief Pattern	Werte und Überzeugungen

Unter jedes dieser elf Funktionellen Verhaltensmuster wurden gruppiert:

- *Strukturen und Funktionen sowie Schädigungen von Strukturen und Funktionen*
- *Fähigkeiten und Einschränkungen von Fähigkeiten*

So entstand eine Matrix von 22 Zellen (elf mal zwei): in denen man die diagnostischen Begriffe unterbringen konnte. Unter dem Funktionellen Verhaltensmuster 2 (Ernährung und Stoffwechsel) findet man zum Beispiel:

- Strukturen/Funktionen und Schädigungen von Strukturen/Funktionen:
  - des Verdauungskanals
  - der Haut

- Fertigkeiten und Einschränkungen von Fähigkeiten:
  - mit Bezug auf das Essen
  - mit Bezug auf den Haushalt.

Diese deduktive Vorgehensweise hat durchaus ihre Vorteile. Wir entdecken unausgefüllte Zellen und fragen uns: Hat die Pflegepraxis «blinde Flecken» und müssen die fehlenden diagnostischen Begriffe noch geprägt werden? Oder ist die Matrix zu groß und bietet Platz für Termini, die für die Pflege nicht relevant sind? Leere Zellen finden wir für:

- die Fähigkeiten (und deren Einschränkungen) unter dem Funktionellen Verhaltensmuster 7: Selbstwahrnehmung und Selbstkonzept

- die Strukturen/Funktionen (und deren Schädigungen) unter dem Funktionellen Verhaltensmuster 10: Coping und Stresstoleranz

- die Strukturen/Funktionen (und deren Schädigungen) sowie die Fähigkeiten (und deren Einschränkungen) unter dem Funktionellen Verhaltensmuster 11: Werte und Überzeugungen.

In der Klassifikation der Schädigungen, die in Schädigungen der (anatomischen) Struktur und Schädigungen der (physiologischen und psychischen) Funktion unterteilt ist, werden weiter unterschieden (Ravensberg et al. in NRV, 1996 a):

Schädigungen der Struktur
    .0 auf der Ebene eines Organs oder Organteils
    .1 auf der Ebene eines Körperteils
    .2 auf der Ebene des Körpers als Ganzem

Schädigungen der Funktion
    .3 auf der Ebene des Gewebes
    .4 auf der Ebene eines Organs oder Organteils
    .5 auf der Ebene mehrerer Organe oder des Organsystems als Ganzem
    .6 auf einer systemüberschreitenden Ebene

Nicht spezifiziert
    .9 nicht spezifiziert

Diese Grundeinteilung, wie die CDV sie nennt, wird jedem Verhaltensmuster angepasst (soweit es möglich ist; denn man kann nicht alle Diagnosen nach der Ebene differenzieren). Für die Fähigkeiten (und deren Einschränkungen) ist keine Grundeinteilung verfügbar. Der WCC-Standardentwurf einer Klassifikation diagnostischer Begriffe für die Pflege sagt dazu: «Es wurde versucht, für die Fähigkeiten eine möglichst klare Struktur aufzubauen, und zwar mit Hilfe von Einteilungskriterien in Form von Merkmalstypen. Diese Merkmalstypen bilden die Grundlage für die Einteilung der Fähigkeiten. Um den Vorschlag nicht unnötig zu komplizieren, wurden diese Merkmalstypen nicht in den Text aufgenommen. Ein separater Text, in dem die Merkmalstypen verzeichnet sind, wird vorbereitet. Neben den Merkmalstypen wurden die Begriffe durch ihre Position in der Klassifikation definiert, wobei auf die teilweise hinzugefügten Einschließungen und Ausschließungen zu achten ist» (NRV, 1996 a). Dieser Text mit den Merkmalstypen ist derzeit (August 1998) noch nicht veröffentlicht.

Die CDV hat alle Klassen mit einem Kode versehen. Auf der höchsten Ebene findet man in Klammern einen (S-Kode) oder einen (B-Kode). Das S steht für Strukturen/Funktionen und **S**chädigungen von Strukturen/Funktionen. Das B steht für Fertigkeiten und Einschränkungen (*Beperkingen*) von Fertigkeiten. Kombiniert mit Ziffern, entsteht so für jede Klasse ein alphanumerischer Kode.

Zur Illustration ist in **Tabelle 7-1** FVM 5: Schlaf und Ruhe wiedergegeben. Wir können vorläufig feststellen, dass dieser Entwurf deduktiv zustande gekommen und hierarchisch aufgebaut ist. Die Klassifikation weist einige Lücken auf, was wohl zum Teil auf die Deduktion zurückzuführen ist (für leere Zellen sind noch keine diagnostischen Termini verfügbar): zum Teil auch auf eine «Grundeinteilung», die offenbar nicht zu allen Verhaltensmustern passt.

Tabelle 7-1: Funktionelles Verhaltensmuster 5: Schlaf und Ruhe (NRV, 1996 a)

5. Schlaf und Ruhe
Beschreibt das Verhaltensmuster «Schlaf, Ruhe und Entspannung». Einschließlich: das Schlaf- und Ruheverhaltensmuster innerhalb von 24 Stunden (Tag-Nacht-Rhythmus). Darin enthalten sind das persönliche Erleben der Qualität und Quantität des Schlafes und das Erleben des Energieniveaus sowie Hilfsmittel wie Medikamente und Schlafrituale.

Strukturen/Funktionen (und Schädigungen) (S-Kode)

505	Funktionsstörungen des Nervensystems auf der Ebene mehrerer Organe oder als Ganzes ausschl. Bewusstseinsstörungen (P6)
505.0	*Schlafstörungen* einschl. Störung des Schlaf-Wach-Rhythmus
505.00	Störungen des Schlafprozesses .1 Einschlafstörung .2 Durchschlafstörung .3 Narkolepsie/unüberwindlicher Schlafzwang .9 übrige

5. Schlaf und Ruhe

505.01   Störungen der Schlafdauer
.1 Schlaflosigkeit
.2 Hypersomnie/übermäßiger Schlaf
.3 Somnolenz
.9 übrige

505.02   Abnormalitäten während des Schlafs
.1 Enkopresis nokturna/Einkoten im Schlaf
ausschl. während der «physiologischen Phase» (Kinder)
.2 Enuresis nokturna/Harnen im Schlaf
ausschl. während der «physiologischen Phase» (Kinder)
.3 Aktivitäten während des Schlafs, an die der Betroffene sich nach dem
Erwachen nicht erinnern kann, einschl. Schlafwandeln
.4 Schnarchen
.5 Sprechen im Schlaf
.6 Zähneknirschen
.9 übrige

505.8   *übrige (nicht spezifiziert)*

505.9   *nicht spezifiziert*

508   übrige (spezifiziert)

509   übrige (nicht spezifiziert)

Fähigkeiten (und Einschränkungen von Fähigkeiten) (B-Kode)

500.0   *Persönliches Wohlbefinden*

500.0   das Zubettgehen
einschl. Schwierigkeiten beim Aufstehen und Unfähigkeit, sich zum
Schlafengehen zu entschließen
ausschl. Einschränkungen der Mobilität (B401.1)

500.01   im Bett
.1 eine gute Schlafhaltung einnehmen
.2 Decken/Laken/Federbett zurechtlegen
.3 Kopfkissen aufschütteln/anders hinlegen
.9 übrige

500.8   *übrige (nicht spezifiziert)*

500.9   *nicht spezifiziert*

508   übrige (spezifiziert)

509   nicht spezifiziert

7.2.4 Kategoriebildung

Die CDV ist neueren Datums. Hinzu kommt, dass das Projektteam sich nicht um Publizität bemüht, sondern die Kommentarphase abwarten will (siehe dazu 3.2.6). Es gab bisher also wenig Gelegenheit, die Kategoriebildung anhand der in Kapitel 3 formulierten Kriterien zu evaluieren. Ich möchte mich daher auf einige Bemerkungen beschränken.

Schließen die Klassen einander aus? Kann ein Phänomen – hier eine Struktur oder Funktion oder deren Störung oder eine Fertigkeit oder deren Einschränkung – in einer und nicht mehr als einer Kategorie untergebracht werden? Bei Pflegeklassifikationen wie der CDV treten bisweilen Probleme auf. Gehört zum Beispiel ein bestimmtes Phänomen zu den Mundkrankheiten oder zu den Erkrankungen des Verdauungstraktes? Soll man es unter dem Verhaltensmuster «Ernährung» oder «Stoffwechsel» einordnen? Passt ein bestimmtes Phänomen eher zum Urogenitalsystem oder zum Verhaltensmuster «Sexualität und Reproduktion»? Derartige Probleme löst die CDV dadurch, dass sie erklärt, was noch in eine bestimmte Kategorie gehört und was nicht mehr zu ihr gehört («einschließlich»/«ausschließlich»). Ob das Projektteam hierbei theoretisch konsistent vorgegangen ist, muss eine genauere Prüfung zeigen.

Zum Schluss: Können alle vorhandenen und künftigen Pflegediagnosen in der CDV untergebracht werden? Ist die Klassifikation nicht zu umfangreich? Bleiben bei einer Definition Zellen leer? Andererseits: Gibt es Pflegediagnosen oder sind welche denkbar, die nicht oder nur mit Mühe in der CDV unterzubringen sind? Diese Fragen müssen noch beantwortet werden. Vielsagend ist der Vergleich, den De Kleijn-de Vrankrijker (1993) zwischen den ICIDH-Begriffen und Pflegediagnosen aus der 1990 veröffentlichten Übersicht der NANDA sowie den Funktionellen Verhaltensmustern von Gordon zog. Er stellte zahlreiche Überlappungen fest. Aber bei einigen Pflegediagnosen stellte sich die Frage, ob sie in der ICIDH zu finden sind, nämlich spirituelle Probleme, Stillprobleme, das Erleben der Gesundheit. Ähnlich ging Ten Napel (1995) vor, der 24 Pflegediagnosen – identifiziert in einer Studie über Taube in der Psychiatrie – mit der ICIDH abglich. Eine einzige Pflegediagnose – Mangelnde Kooperationsbereitschaft – kam dort nicht vor. Zudem herrschte eine Begriffsverwirrung hinsichtlich des Begriffs «Störung», der in der ICIDH eine spezifische Bedeutung hat. Und schließlich schien die ICDH über eine feinere Terminologie zu verfügen. Wo in der Studie von *einer* Pflegediagnose die Rede war, zum Beispiel von *beeinträchtigter sozialer Interaktion*, war die ICIDH nuancierter:

- 14 Fähigkeitsstörungen im situationsgerechten Verhalten
- 17 Fähigkeitsstörungen in der familiären Rolle
- 19.0 Antisoziales Verhalten

- 19.1 Indifferenz gegenüber akzeptierten sozialen Normen

- 19.2 andere Fähigkeitsstörungen in der sozialen Rolle

- 6.6 Beeinträchtigung der sozialen Integration.

Im Vergleich zur Pflegediagnose *beeinträchtigte verbale Kommunikation* verfügt die ICIDH über zehn Untergliederungen im Bezug auf Fähigkeitsstörungen der Kommunikation:

- Fähigkeitsstörungen im Sprechen
  - 20 Fähigkeitsstörung im Verständnis von Sprache
  - 21 Fähigkeitsstörung im Sprechen
  - 22 andere Fähigkeitsstörung im Sprechen
- Fähigkeitsstörungen im Hören
  - 23 Fähigkeitsstörungen im Hören von Sprache
  - 24 andere Fähigkeitsstörungen im Hören
- Fähigkeitsstörungen im Sehen
  - 25 Fähigkeitsstörungen in der Fähigkeit des Grobsehens
  - 26 Fähigkeitsstörungen in der Fähigkeit des Feinsehens
  - 27 andere Fähigkeitsstörungen im Sehen
- andere Fähigkeitsstörungen in der Kommunikation
  - 28 Fähigkeitsstörung im Schreiben
  - 29 andere Fähigkeitsstörung in der Kommunikation

7.2.5 Die Achsen

Wie die ICIDH ist auch die CDV keine mulitaxiale Klassifikation.

7.2.6 Künftige Entwicklungen

Die *Klassifikation diagnostischer Begriffe für die Pflege* ist derzeit noch ein Entwurf. Anschließend folgt nach den Gepflogenheiten des ständigen Ausschusses des WCC für Klassifikationen und Definitionen eine Kommentarphase, eine Formalisierungsphase und zum Schluss eine Erprobungsphase. Darum hat das CDV-Team abgewartet und sich nicht um Publizität bemüht. Wie die Phasen in die Praxis umgesetzt werden sollen, war allerdings während der Übergangsperiode des WCC lange unklar.

Trotz des Wartens auf den Fortgang des Projekts nach dem Drehbuch des WHO Collaborating Centre for the ICIDH und trotz aller Zurückhaltung ist die CDV inzwischen recht bekannt geworden. Innerhalb von drei Monaten nach ihrer Veröffentlichung wurden vom WCC-Standardentwurf einer Klassifikation diagnostischer Begriffe für die Pflege etwa 280 Exemplare verkauft (Newsletter CSIZ, 2. November 1996).

Das Akademische Medizinische Zentrum der Universität Amsterdam hat seit Mitte 1996 in fünf Abteilungen ein Projekt laufen, dessen Ziel vor allem die diagnostische Phase des Pflegeprozesses ist. Dabei werden die CDV und die PES-Struktur benutzt (Van der Brug und Tjepkema, 1998).

Das Buch *Diagnosen, resultaten en interventies* (Albertsnagel und Van der Brug, 1997) geht ausführlich auf die CDV ein.

7.3 Klassifikation von Leistungen für die Pflege (CVvV)

7.3.1 Entstehung und Entwicklung

Als logische Folge der Voruntersuchung zu einem eindeutigen Begriffsrahmen in der Pflege; *Standarddefinitionen und -klassifikationen* (NRV, 1993): die sich auf die Pflegediagnose konzentrierte und zum WCC-Standardentwurf einer Klassifikation diagnostischer Begriffe für die Pflege (NRV, 1996a) führte, wurde die Voruntersuchung über Pflegeinterventionen, -klassifikationen und -definitionen durchgeführt (NRV, 1996 b). Der ständige Ausschuss für Klassifikationen und Definitionen des WCC koordinierte diese Vorstudie, diesmal in Zusammenarbeit mit dem Lehr- und Forschungsbereich Pflegewissenschaft der Universität Maastricht, dem Universitätskrankenhaus der Universität Amsterdam und dem niederländischen Institut für medizinische Hilfsberufe.

Es handelte sich um eine explorative Vorstudie. Die Forschungsfragen konzentrierten sich auf die vorhandene Terminologie rund um Pflegeinterventionen und auf die vorhandenen Klassifikationen. Außerdem wollte man herausfinden, welche Terminologie und Klassifikation vorzuziehen ist. Eine Antwort auf diese Fragen wurde mit Hilfe einer Literaturüberprüfung, einer Dokumentenanalyse, von Gesprächen mit Schlüsselinformanden, einer Umfrage und einer Tagung mit geladenen Gästen gesucht. Als Ergebnis der Studie wurden unter anderem Vorschläge zu der noch zu entwickelnden CVvV formuliert.

7.3.2 Die klassifizierten Elemente

Die *Voruntersuchung über Pflegeinterventionen* beschreibt die Komplexität der Pflegepraxis und inventarisiert die Fülle der national und international gebräuchlichen Begriffe, mit denen die Tätigkeiten und deren Teile benannt werden, zum Beispiel *Pflegehandeln*, *Pflegeaktivitäten*, *Pflegemaßnahmen*, *Pflegeinterventionen* sowie viele Synonyme und Äquivalente. Was soll und kann eine Klassifikation der Pflegeleistungen klassifizieren?

Zunächst bemühten sich die Forscher um klare Abgrenzungen und Definitionen. Das Ergebnis war das in **Abbildung 7-2** wiedergegebene Modell.

Der Terminus *Handlungen* (handelingen) ist eine Art Grundbegriff. Damit sind alle Tätigkeiten gemeint, die im Rahmen des Pflegeberufs ausgeführt werden (NRV, 1996 b).

Das Projektteam unterschied professionelle und übrige (allgemeine oder nicht-professionelle) Handlungen. Für die professionellen Handlungen wird eine spezifische Ausbildung benötigt. Außerdem können Handlungen sich auf den Patienten beziehen oder nicht. Patientbezogene Handlungen hängen unmittelbar mit der unmittelbaren Versorgungsprozess zusammen. Nicht patientbezogene Handlungen sind unterstützender Art; sie schaffen günstige Rahmenbedingungen für die patientbezogenen Handlungen.

Patientbezogene Handlungen werden schließlich noch eingeteilt in direkt patientbezogene Handlungen – z. B. Waschen, Massieren, Mobilisieren eines Drains – und indirekt patientbezogene Handlungen, z. B. Berichten, Koordinieren, eine Teambesprechung abhalten.

Der Terminus Leistung (verrichtingen) ist aus der Terminologie der Mediziner und der medizinischen Hilfsberufe geläufig. Es gibt eine *WCC-standaard Classificatie van Medisch Speecialistische Verrichtingen* (Standardklassifikation des WCC der speziellen medizinischen Leistungen) (CMSV) und eine *Voorlopige Classificatie Verrichtingen Paramedische Beroepen* (vorläufige Klassifikation der Leistungen in medizinischen Hilfsberufen) (CVPB). Analog dieser Terminologie wurden Leistungen in der Pflege definiert als «eine professionelle, direkt patient-/klientbezogene Handlung im Rahmen des Pflegeberufs» (NRV, 1996 b). In **Tabelle 7-2** sind die Leistungen in Zelle A zu finden.

Tabelle 7-2: Empfohlene Terminologie der Handlungen im Rahmen der Pflege (NRV, 1996 b)

	patient-/ klientbezogen		**nicht patient-/ klientbezogen**
	direkt	Indirekt	unterstützend
Professionell	A	B	C
Übrige	D	E	F

Der Terminus Interventionen (*interventies*) ist vor allem aus der angelsächsischen Literatur bekannt (man denke an die *Nursing **Interventions** Classification*, NIC). Das Forscherteam definierte Interventionen als «eine oder mehrere Leistungen, die im Zusammenhang oder nicht im Zusammenhang mit einer oder mehreren patient-/klientbezogenen Handlungen, die alle ein gemeinsames Ziel haben, und auf der Grundlage einer Pflegeentscheidung durchgeführt werden» (NRV, 1996 b). In **Tabelle 7-2** angewandt, heißt das, dass eine Pflegeintervention notwendigerweise eine oder mehrere Handlungen aus Zelle A enthält und möglicherweise auch eine oder mehrere Handlungen aus den Zellen B und/oder D und/oder E.

Eine Intervention kann also ein Komplex von Handlungen sein. Sie ist disziplinspezifisch, das heißt, sie erhält ihre Bedeutung (in unserem Fall) im Rahmen der Pflegetheorie und der Pflegepraxis. Das meint die Voruntersuchung über Pflegeinterventionen mit der Behauptung, eine Pflegeintervention sei «theorieabhängig». Anders die Verrichtung: Sie ist nicht disziplinspezifisch, entnimmt ihre Bedeutung nicht aus der Disziplin, in deren Rahmen sie ausgeführt wird, und ist daher nicht «theorieabhängig».

Halfens, der die *Voruntersuchung über Pflegeinterventionen, -klassifikationen und -definitionen* für *Verpleegkunde* besprochen hat, erläutert diesen Unterschied zwischen Verrichtung und Intervention anhand des Unterschiedes zwischen einem materiellen und einem intentionellen Ziel. Eine Verrichtung hat einen materiellen Aspekt, zum Beispiel massieren. Aber die Massage kann verschiedene intentionelle Ziele haben, etwa die Vorbeugung gegen Dekubitus oder körperliche Entspannung. «Eines der großen Probleme intentioneller Ziele besteht darin, dass sie schwierig zu klassifizieren sind, vor allem deshalb, weil die betreffenden Interventionen unterschiedlich benannt werden können, je nachdem, welcher Pflegetheorie man folgt. Indem man allein Verrichtungen klassifiziert, umgeht man das Problem, weil sie unabhängig von Theorien benannt werden können» (Halfens, 1997).

Darum sprechen wir besser von «*Pflege*interventionen», jedoch von «Verrichtungen *für die Pflege*». Eine Verrichtung kann dann disziplin- und theorieneutral sein und in jedem Augenblick des Pflegeprozesses ausgeführt werden. Dem Formulieren einer Pflegediagnose gehen oft zahlreiche Verrichtungen voraus, zum Beispiel beobachten, inspizieren, kontrollieren, befragen, testen und messen. Anhand von Verrichtungen können Pflegeinterventionen geplant und ausgeführt und ihre Ergebnisse registriert und evaluiert werden. Die CvVV klassifiziert also Verrichtungen für die Pflege.

7.3.3 Art der Klassifikation

Es gibt derzeit weder in den Niederlanden noch in anderen Ländern eine Klassifikation, die Verrichtungen für die Pflege ordnet. Natürlich lag es nahe, sich an der *Pflegeinterventionsklassifikation* zu orientieren; doch diese klassifiziert keine Verrichtungen, sondern Interventionen. Das Forscherteam befaßte sich daher mit zwei vorhandenen Klassifikationen, die Verrichtungen enthalten: mit der *WCC-standaard Classificatie van Medisch Specialistische Verrichtingen* (CMSV) und mit der *Voorlopige Classificatie Verrichtingen Paramedische Beroepen* (CVPB).

Die Kapitel der CMSV kann man als niederländische Übersetzung und Bearbeitung der entsprechenden Kapitel der International Classification of Procedures in Medicine (ICPM): einer WHO-Klassifikation, betrachten. Die ICPM ist umfangreicher als die CMSV, da letztere nur die speziellen medizinischen Verrichtungen enthält.

Von der *Voorlopige Classificatie Verrichtingen Paramedische Beroepen* ist die *Voorlopige WCC-Standaardclassificatie Verrichting Paramedische Beroepen* abgeleitet. Diese hat das Ziel, «eine Klassifikation zu bieten, die einen optimalen Informationsaustausch zwischen dem Arbeitsgebiet/den Berufstätigen und externen Personen und Organisationen ermöglicht». Diese vorläufige CVPB wird vielleicht in eine umfassendere *WCC-standaardklassificatie van verrichtingen* aufgenommen. Die Autoren der *Vooronderzoek verpleegkundige interventies, classificaties en definities* setzen sich vorsichtig dafür ein (NRV, 1996 b).

Wenn die zukünftige CVvV nach einem vorhandenen Vorbild erstellt wird, geht man dabei deduktiv vor. Es geht dann darum, einen Bestand von Verrichtungen für die Pflege zu entwickeln und in Kategorien unterzubringen, die zum größten Teil bereits vorhanden sind. Das Forscherteam macht keine Vorschläge dazu, wie dieser Bestand entwickelt werden soll. Auch über die Strukturen der CMSV und der CVPB, die vorhandenen Einteilungen und mögliche Bearbeitungen für die CVvV macht die Studie keine Angaben.

7.3.4 Kategoriebildung

Der Vergleich zwischen der CMSV und der CVPB fällt für das Forscherteam nicht zugunsten der ersteren aus. Die CMSV beabsichtigt eine Einteilung der Verrichtungen auf der Ein-Ziffer-Ebene. Als Merkmale dieses Merkmalstyps werden dann herausgearbeitet: Diagnostik (Verrichtungen mit einem diagnostischen Ziel), Prävention (Verrichtungen mit einem präventiven Ziel), Therapie (Verrichtungen mit einem therapeutischen Ziel). Weniger relevant für die Pflege sind Merkmalstypen wie die Art des Organs, Organteils oder Gewebes (z. B. Herz oder endokrine Drüsen) oder die Art der Krankheit oder Indikation (z. B. Hernie, Fraktur).

Die CVPB unterscheidet dagegen allgemeine Merkmalstypen, die für die Pflege möglicherweise relevant sind. In der *Vooronderzoek verpleegkundige interventies* werden die Merkmalstypen wie in **Tabelle 7-3** zusammengefasst (NRV, 1996 b).

Mit seinen Vorschlägen hat das Forscherteam der Entwicklung der zukünftigen CVvV eine klare Richtung gewiesen.

Tabelle 7-3: Merkmalstypen in der Voorlopige CVPB (NrV, 1996 b)

Allgemeine Umschreibung der Merkmalstypen	Merkmalstypen
Ein Merkmalstyp gibt an, an wem die Handlung des Therapeuten vollzogen wird	1 Betroffene(r)
Merkmalstypen charakterisieren das Handeln des Therapeuten	2 Technik 3 Ausrichtung
Merkmalstypen charakterisieren die Aktion/Aktivität des Patienten/Klienten im Rahmen einer Verrichtung	4 Ausgangsposition 5 Aktivität
Merkmalstyp gibt an, wo die Aktion/Aktivität des Patienten/Klienten (oder der Gruppe) bzw. des Therapeuten stattfindet	6 Ort der Aktion/Aktivität bzw. Verrichtung

7.3.5 Die Achsen

Von einer möglichen multiaxialen Struktur der CVvV ist in der Vorstudie nicht die Rede.

7.3.6 Künftige Entwicklungen

Am Ende der *Vooronderzoek verpleegkundige interventies, classificaties en definities* wurde ein Vorschlag für eine sich daran anschließende Forschungsarbeit gemacht. Das Team regt ausdrücklich an, eine Standarddefinition und eine Standardklassifikation für *Verrichtungen in der Pflege* zu entwickeln. Außerdem schlägt es, etwas überraschend, eine Anschlussstudie vor, die sich mit einer Definition und Klassifikation *Pflegeinterventionen* befaßt (in der Studie nur «Interventionen für die Pflege» genannt).

Dem Drehbuch des WCC folgend, sind danach eine Entwicklungsphase, eine Kommentarphase, die Einführung der Standard-CVvV, verbunden mit ständiger Beratung, und zum Schluss eine Erprobungsphase im Rahmen einer Folgestudie geplant. Wie das alles bewerkstelligt werden soll, ist zur Zeit noch unklar. Nach der Auflösung des Nationalen Rates für Volksgesundheit hat der im Dezember 1995 eingerichtete *Coördinatiepunt Standaardisatie Informatievoorziening in de Zorgsector* (Koordinationsstelle für Standardisierung und Information im Pflegesektor) (CSIZ) einen Teil der Arbeit des WCC übernommen. Ende 1997 stellte sich jedoch heraus, dass der CSIZ nicht den finanziellen Spielraum bekam, den er sich erhofft hatte. Die Folge war, dass einige angeschlossene Organisationen die Mitarbeit aufkündigten.

Seit Februar 1998 ist das niederländische WHO-Kooperationszentrum für die ICIDH im staatlichen Institut für Volksgesundheit untergebracht. Die Aufgabe der Standardisierung in der Gesundheitsfürsorge hat das niederländische Normeninstitut übernommen. Die Pflegenden selbst sind aufgefordert, initiativ zu werden und ihre fachsprachlichen Begriffe zu definieren, zu klassifizieren und zu standardisieren.

8. Klassifikationen in der Pflege – Entwicklungen und Trends

Der eindeutige pflegebezogene Begriffsrahmen steht im Mittelpunkt der Bemühungen. Zu Recht befassen Pflegende sich intensiv damit, Pflegediagnosen, -interventionen und -ergebnisse zu definieren, zu klassifizieren und zu standardisieren. Das ist ein ziemlich neues Phänomen, das sich noch in der Entwicklung befindet, wie dieses Buch zu zeigen versucht. Bei dieser Entwicklung sind jedoch Richtungen und Trends erkennbar, die wir uns kurz ansehen wollen.

8.1 Übersetzung, Cross-Mapping und Probleme auf der konzeptuellen Ebene

Eine deutliche Entwicklung ist die wachsende Zahl von Klassifikationen und der Gebrauch von Klassifikationen aus den unterschiedlichsten Gründen. Angeregt von der NANDA, wurden zahlreiche Klassifikationen veröffentlicht, die sich auf die Arbeit der NANDA stützten und deren Definitionen benutzten, soweit sie relevant waren, aber auch eigene Titel und eigene Perspektiven hinzufügten. In der Literatur wurde das Gedankengut und das Material der NANDA für verschiedene Patientengruppen ausgewertet. Saba ging von den Definitionen der NANDA und von der überarbeiteten Taxonomie I (1990) aus, fügte ihnen aber bei der Entwicklung ihrer *Home Health Care Classification* pflegediagnostische Phänomene hinzu, die sie als neue diagnostische Kategorien betrachtete (Saba, 1990). Auf der Basis der NANDA-Definitionen wurden Pflegediagnosen für die Kinderpflege sowie für die Mutter- und Kindsorge, die chirurgische Pflege und die Pflege bei inneren Krankheiten ausgearbeitet (Iyer und Camp, 1994; Iyer und Rowland, 1994; Iyer und Whitis, 1994). Für die Altenpflege stellte Ferry (1994) ein praktisches Handbuch mit dem Schwerpunkt Pflegeplanung zusammen. Dabei verwertete er neben den NANDA-Diagnosen auch medizinische Diagnosen sowie Daten und Prozeduren aus der geriatrischen Forschung. Auch im Bereich der Psychiatrie gibt es zahlreiche Veröffentlichungen, die sich auf NANDA-Diagnosen stützen, zum Beispiel die Bücher von Pelletier (1987): Townsend (1990): McFarland und Thomas (1991): Schutz und Dark Videbeck (1994): Dyer, Tayler und Sparks (1995) und McFarland, Wasli und Gerety (1996³).

Das Buch von Townsend (1990) wurde ins Niederländische (und Deutsche) übersetzt. Dabei wurden auch die damals verfügbaren NANDA-Diagnosen zum erstenmal ins Niederländische übertragen. Diese Übersetzung weicht von der heute vorliegenden autorisierten niederländischen NANDA-Übersetzung (*NANDA*, 1997) ab. Der Umstand, dass gleichzeitig zwei unterschiedliche Übersetzungen vorliegen, ist problematisch. In den Niederlanden sind sogar noch weitere Übersetzungen der NANDA-Klassifikation erhältlich. [Die in Deutschland erhältliche Übersetzungen der NANDA-Diagnosen (Gordon 1998, Doenges 1999 und Townsend 1998, Kim 1999) wurden in der Übersetzung der Terminologie zwischen den Verlagen abgestimmt. Die Arbeit von Reimer/Fueller (1998) sowie die vorwiegend in Österreich erscheinende Arbeit von Stefan/Allmer (1999) weicht von der zuvor genannten Terminologie ab. Anm. d. Lek.] Die von De Kuiper habe ich in Kapitel 5 erwähnt. Auch Evers (1993) übersetzte die Titel der NANDA-Klassifikation ins Niederländische. Stevens (1995) veröffentlichte seine *Methodik van het verpleegkundig handelen* (Methodik des pflegerischen Handelns): die allgemein gelobt wurde, für die er jedoch nicht die offiziellen Übersetzungen der NANDA und der NIC benutzte.

Gestützt auf das Werk der NANDA und einen Teil der NANDA-Terminologie wird in den Vereinigten Staaten auch praktisches Material für die Verwaltung enwickelt, zum Beispiel von Guzetta (1989): Gulanick (1990) sowie Taylor und Sparks (1993): aber auch viel didaktisches Material, etwa von DMeza Leuner, Keiran Manton, Bagnell Kelliher, Sullivan et al. (1990) sowie Ackley (1997³). Für den Unterricht sind auch die großen Handbücher brauchbar, die eine wahre Informationsflut enthalten. Das Standardwerk von McFarlane (1997³) fügt beispielsweise jeder Diagnose die Definition bei, gibt einen allgemeinen Überblick und bespricht sodann Assessment, ursächliche oder beeinflussende Faktoren oder Risikofaktoren, Planung und Durchführung, einen beispielhaften Pflegeplan und/ oder eine Fallgeschichte (mit Interventionen, Ergebnissen und Evaluation).

Gordon schrieb ein Standardwerk über Pflegediagnosen sowie deren Begründung und Anwendung (1994³). Daneben veröffentlicht sie regelmäßig Anleitungen für die Pflegediagnostik, in denen sie Diagnosen behandelt, die zum Teil von der NANDA akzeptiert werden, zum Teil nicht. In der neusten Auflage finden wir beispielsweise 34 zusätzliche Diagnosen, welche die NANDA noch nicht für die empirische Erprobung freigegeben hat, die aber für die Pflege dennoch als wichtig gelten (Gordon, 1997⁸). Gordon ordnet die NANDA-Diagnosen anders an, nämlich nach elf Funktionellen Verhaltensmustern. Beide genannten Bücher von Gordon wurden ins Niederländische, das Handbuch auch ins Deutsche übersetzt (Gordon, 1995, 1997, 1998). Hat Gordon für ihre NANDA-Diagnosen auch die offizielle Terminologie der NANDA übernommen? Und wurde die Übersetzung ins Niederländische/Deutsche von der NANDA autorisiert?

Auch Carpenito veröffentlichte ein Standardwerk über Pflegediagnosen und deren Anwendung in der Pflege (Carpenito, 1999[8a]). Das Buch enthält – unter vielem anderem – alle von der NANDA anerkannten Diagnosen, alphabetisch und im Rahmen der elf Funktionellen Verhaltensmuster Gordons geordnet. Außerdem stellte sie ein Handbuch zusammen, das für Pflegende nützlich ist, wenn sie schnell und gezielt handeln wollen (Carpenito, 1999[8b]). Es wurde ins Niederländische übersetzt und den Verhältnissen in den Niederlanden angepasst. Wie das amerikanische Original handelt es sich um ein voluminöses Taschenbuch. Wurde dort, wo Carpenito sich auf NANDA-Diagnosen stützte, in dieser Übersetzung und Bearbeitung die offizielle niederländische Übersetzung der NANDA-Klassifikation benutzt?

Kurz gesagt: Es entstehen in letzter Zeit ständig neue NANDA-Klassifikationen (sogar mehrfach, denn in manchen Veröffentlichungen werden auch die periodischen Tagungen der NANDA berücksichtigt): Übersetzungen, Ableitungen, Übersetzungen und Bearbeitungen von Ableitungen, Anhänge zu den NANDA-Klassifikationen, davon wieder Übersetzungen, Bearbeitungen und Ableitungen und so weiter. Die Situation wird immer unübersichtlicher und kommt einem einheitlichen Begriffsrahmen nicht zugute.

Sind Klassifikationen untereinander kompatibel, wenn sie von der NANDA-Taxonomie «ausgehen», aber aus praktischen und vielleicht auch theoretischen Erwägungen bearbeitet und ergänzt wurden wie zum Beispiel die von Saba, McFarland und McFarlane, Gordon und Carpenito? Kann man sie nebeneinander benutzen? Kann man sie mit anderen Klassifikationen vergleichen, in denen Pflege- oder Patientenprobleme geordnet werden, zum Beispiel mit dem Omaha-System, der ICIDH und dem IVVP?

Es gibt Systeme, die Begriffe miteinander vergleichen können, so dass deutlich wird, in welchem Umfang man sie als Synonyme betrachten kann. Dieses Verfahren wird auch Cross-Mapping genannt. Einige dieser Systeme sind das GALEN-System und das *Unified Medical Language System* (UMLS) (Goossen, 1998). Cross-Mapping ist nach der Definition der ICNP (ICN, 1996) «change in the representation of a concept from one terminological system into the most similar concept in another system» [die Veränderung in der Darstellung eines Konzeptes aus einem terminologischen System in das ähnlichste Konzept eines anderen Systems. Übers. d. Lek.]. Die ICNP will «*a unifying framework*» sein, «a framework into which existing vocabularies and classifications can be cross-mapped to enable comparison of nursing data collected using other recognised nursing vocabularies and classifications» [ein Bezugsrahmen in den bestehende Begriffssysteme und Klassifikationen übertragen werden können, um den Vergleich von gesammelten Pflegedaten und die gemeinsame Nutzung bestehender Begriffssysteme und Klassifikationen zu ermöglichen. Übers. d. Lek.] (ICN, 1996). Der ICNP liegt daher auch viel daran, Kompatibilität zwischen Konzepten festzustellen. Zu diesem Zweck enthält die Alpha-Version der ICNP einen etwa 60 Seiten langen Abschnitt, in dem Vorschläge zur Kompatibilität von Termini gemacht werden. Sechs Klassifikationen von Pflegediagnosen (unter anderem die NANDA-Klassifikation, die HHCC, das Omaha-System und die NIC) wurden ausgewählt und die Termini neben die Termini der ICNP gesetzt. Was die NANDA-Klassifikation betrifft, war das Ergebnis eine Übersicht, die in **Tabelle 8-1** wiedergegeben ist.

Tabelle 8-1 zeigt NANDA-Diagnosen, die als Äquivalente oder Synonyme von ICNP-Konzepten gelten; aber die Alpha-Version erklärt nicht, worauf dieses Urteil basiert. Inhaltliche Informationen gehen beim Cross-Mapping, der Übertragung vermutlich doch verloren, darauf lässt zumindest eine nähere Analyse der in **Tabelle 8-1** vorkommenden Begriffe schließen. Ein Beispiel ist die Diagnose *Sensory Alterations*, in der NANDA unter 7.2 eingeordnet: *veränderte Sinneswahrnehmung* (hier für *Gehör* spezifiziert). In der ICNP steht dieser Begriff unter Nummer 1.1.1.1.2.9 (Altered Hearing): und die Definiton dafür lautet: «altered hearing is a nursing phenomenon pertaining to sensations with the following specific characteristics: altered response to stimuli from the auditory organ» (Verändertes Hören ist ein Pflegephänomen, das zu den Sinneswahrnehmungen gehört, jedoch mit den folgenden Kennzeichen: veränderte Reaktion auf Reize vom Hörorgan). In der ICNP ist Altered Hearing eine Endklasse, die nicht als Genus über mehreren Spezies steht. Die Definiton der NANDA-Diagnose *Wahrnehmungsstörung: auditiv* lautet: «Zustand, in dem jemand eine Veränderung in der Menge und im Muster sich anbietender Umgebungsreize erfährt, verbunden mit einer verminderten, übermäßigen, gestörten oder beeinträchtigten Reaktion auf diese Stimuli» (*NANDA*, 1997). Diese Definition enthält zwei Gruppen von Informationen, wobei die erste im Terminus der ICNP nicht vorkommt: die erlebte Veränderung hinsichtlich der Umgebungsreize. Das wird sogar noch spezifiziert, nämlich nach Menge und Muster. Die zweite Gruppe von Informationen, die in der NANDA-Diagnose enthalten sind, findet sich im ICNP-Titel wieder: die «Reaktion auf» die genannten Reize. Aber auch hier ist die NANDA ausführlicher; denn sie benennt vier Modalitäten, unter denen die Reaktion stattfinden kann, nämlich «vermindert, übermäßig, gestört oder beeinträchtigt». Zudem ist die NANDA-Diagnose umfangreicher, was die bestimmenden Kennzeichen, andere mögliche Kennzeichen und beeinflussende Faktoren angeht.

Die ICNP bleibt bei ihrem Ziel, sich zu einem «unifying framework» zu entwickeln, wie aus dem *Update ICNP Emerging Beta Version* (ICNP, 1998) hervorgeht.

Wir müssen also ständig darauf achten, ob es durch die zunehmende Zahl von Klassifikationen und deren Varianten zu einer Bedeutungsverflachung kommt und ob durch Cross-Mapping Bedeutungen verlorengehen.

Tabelle 8-1: Cross-Mapping/Übertragung von NANDA-Begriffen in ICNP-Begriffen (ICN, 1996)

Vom NANDA-Begriff...	...zum ICNP-Begriff
Gefahr der Körperschädigung, Verletzungsgefahr (risk for injury)	Nicht aufgenommen
Wahrnehmungsstörung (sensory alterations)	1.1.1.1.2.1 Empfindungen (sensations). Empfindungen sind eine psychologische Funktion mit folgenden spezifischen Merkmalen: Antworten auf Reize von Körperteilen/-regionen.
Wahrnehmungsstörung (perceptual alterations)	1.1.1.2.1.2.1.2 Wahrnehmungen (perception). Wahrnehmung ist eine Kognitionsleistung mit folgenden spezifischen Merkmalen: psychische Fähigkeit zu Empfindungen, z. B. bewusste psychische Registrierung von sensorischen Stimuli.
veränderter Selbstschutz (altered protection)	1.1.1.2.2.1.2.2.3 Sicherheitsvorkehrungen (safety precautions). Sicherheitsvorkerungen sind Selbstfürsorge mit folgenden spezifischen Merkmalen: Handlungen zur Vermeidung von Risiken ausführen.
Gewebeschädigung (impaired tissue integrity)	1.1.1.1.1.9.2 zerstörte Körperoberfläche (disrupted integument). Zerstörte Körperoberfläche ist eine Körperoberfläche mit folgenden spezifischen Merkmalen: Die natürliche Bedeckung des Körpers geschädigt oder nicht intakt.
gestörte Beatmungsentwöhnung (dysfunctional ventilatory weaning response)	1.1.1.1.1.1.1 Dyspnoe (dyspnea). Dyspnoe ist Atmung mit folgenden spezifischen Merkmalen: Atmung, die einhergeht mit Beschwerden, verstärkter Atemarbeit, Kurzatmigkeit, Nasenflügelatmung, veränderter Atemtiefe, Gebrauch der Atemhilfsmuskulatur, veränderter Atemexkursion und Fremitus.

8.2 Diagnosen, Interventionen, Ergebnisse und Pflege

Konzeptuelle Klarheit ist die Voraussetzung dafür, dass man Diagnose-, Interventions- und Ergebnisklassifikationen aufeinander abstimmen und anschließend automatisieren kann. Solche Abstimmungen sind beabsichtigt, aber nicht einfach.

Zunächst stellt sich die Frage, ob man sich im selben «konzeptionellen Feld» befindet. Angenommen, die Intervention heißt «Angstminderung» (NIC-Kode 5820). Zielt dann das «Einschränken von Gefühlen der Unruhe, der Angst, des Unheils oder des Unbehagens, die mit einer unspezifischen Gefahrenquelle verbunden sind» auf die «Angst» ab, welche die NANDA definiert hat (NANDA-Kode 9.3.1)? Die NANDA hat diese Diagnose unter das *Verhaltensmuster 9: Fühlen* eingeordnet, bei Gordon ist sie im Funktionellen *Verhaltensmuster 7: Selbtwahrnehmung und Selbstkonzept* zu finden, in der NIC unter «*Angstminderung*» in *Klasse T: Förderung des psychischen Wohlbefindens*. Ist jeweils dasselbe gemeint? Diese Frage wird noch komplexer, wenn «Angstminderung» mit einer Klassifikation von diagnostischen Termini gekoppelt werden soll, die keine eigene, spezifische Entsprechung hat, was die Interventionen betrifft. Ein Beispiel ist die CDV: Angst (706.00) steht als «Störung des Gefühls/der Stimmung» (706.0) in der *Subkategorie 706: systemüberschreitende Störungen des Nervensystems und der psychischen Funktion*. Das AMC-Projekt, das die Terminologie der ICIDH und der CDV benutzt, arbeitet mit einer Liste von Kennzeichen und beeinflussenden Faktoren, die sich einerseits von denen der NANDA unterscheiden, andererseits eine wichtige Ergänzung dazu darstellen (Van der Brug und Tjepkema, 1998).

Wenn sowohl Diagnosen als auch Interventionen und Ergebnisse klassifiziert werden, stellen sich solche konzeptionellen Probleme nicht. Der Anwender kann ohne Mühe zwischen den drei Unterklassifikationen hin und her wechseln. Es wird allerdings nur selten genau erläutert, in welcher Beziehung die Daten der einzelnen Unterklassifikationen zueinander stehen.

Das Omaha-System, das neben einer Problemklassifikation und einem Interventionsschema auch eine «problem rating scale for outcomes» besitzt, überlässt es dem fachkundigen Benutzer, mit dieser Klassifikation umzugehen (siehe dazu Einleitung zu Kapitel 5).

Sabas HHCC (siehe auch dazu Einleitung zu Kapitel 5) enthält «zwei unabhängig voneinander entworfene Klassifikationen», nämlich Pflegediagnosen und -interventionen. Pflegeergebnisse werden als Facetten der Pflegediagnosen betrachtet und daher nicht gesondert klassifiziert. Auch in dieser Klassifikation wird nicht erklärt, in welchem Zusammenhang die Subkategorien der Subklassifikationen zueinander stehen.

Die ICNP die sowohl Phänomene (d. h. Diagnosen) als auch Interventionen (ab der Beta-Version «Aktionen») und Ergebnisse klassifiziert, erklärt zwar, dass die drei Klassifikationen gekoppelt werden müssen, nennt dafür jedoch – zumindest in der Alpha-Version – keine Beispiele.

Kurz gesagt: Selbst bei konzeptioneller Klarheit wird der Entscheidungsfindungsprozess unzureichend erklärt. Es wird (noch) nicht erläutert, wie Informationen aus einer Unterklassifikation zu einer Entscheidungsfindung beitragen, die mit den anderen Unterklassifikationen zu tun hat.

In der zweiten Auflage der NIC-Broschüre (McCloskey und Bulechek, 1996) werden Zusammenhänge zwischen allen 137 NANDA-Diagnosen mit einer Auswahl aus den 433 NIC-Interventionen hergestellt. Zusammenhänge zwischen NANDA-Diagnosen und NIC-Interventionen beschreibt eine separate Veröffentlichung des *Iowa Intervention Project* (Daly, 1993). Das Iowa-Team hat außerdem eine Monographie über die Koppelung von NIC-Interventionen mit 43 Problemen des Omaha-Systems veröffentlicht (Iowa Intervention Project, 1996).

In der Broschüre der NOC werden Zusammenhänge zwischen den NANDA-Diagnosen und den Pflegeergebnissen der NOC beschrieben (Keenan in Johnson und Maas, 1997). Diese Übersicht ist nicht erschöpfend; sie enthält nicht alle Pflegeergebnisse, die Pflegende bei Patienten mit der entsprechenden Diagnose beobachten können. Pflegende entscheiden darüber auf der Basis ihres Fachwissens. Einen Überblick über Zusammenhänge zwischen NIC- und NOC-Termini bereitet das Centre for Nursing Classification der University of Iowa vor.

Bisher stützen sich die vorgeschlagenen Koppelungen zwischen NANDA, NIC und NOC kaum auf empirische Studien. Die Fachliteratur zeigt, dass Veränderungen häufig vorgenommen werden. Anschauliche Beispiele bringt die Ausgabe 1998 des *Journal of Nursing Care Quality*, die sich ganz der NOC widmet und interessante Vorschläge macht.

Dass daneben auch strukturelle Arbeit geleistet wird, zeigen die gemeinsamen NANDA-NIC-NOC-Tagungen. Die zweite fand im April 1999 in New Orleans statt.

8.3 Das Validieren von Pflegeklassifikationen

Was die Validierung von Pflegeklassifikationen und -taxonomien angeht, so wurde bisher noch recht wenig geleistet. Validieren bedeutet in diesem Zusammenhang: mit Hilfe wissenschaftlicher Studien die Validität und Zuverlässigkeit von Klassifikationen oder Taxonomien beurteilen. Validieren kann über das bloße Beurteilen der Validität und der Zuverlässigkeit hinausgehen; es kann auch die Verbesserung der Klassifikationen hinsichtlich dieser Kriterien einschließen, falls die Beurteilung Fehler oder Schwächen aufdeckt.

Von einem Forschungsinstrument, zum Beispiel von einer Messskala, erwarten wir, dass es misst, was es zu messen behauptet (hier die Validität): und dass die Messung unabhängig von den Umständen und der messenden Person ist (Zuverlässigkeit). Wir können eine Klassifikation als Messinstrument betrachten; denn sie «misst» sozusagen die Pflegepraxis und gibt dabei «Werte» an, nämlich indem sie die Pflegepraxis in Kategorien und Subkategorien einteilt. So wie es bei einer empirischen Forschungsarbeit wichtig ist, ein valides und zuverlässiges Messinstrument zu benutzen, ist eine gute Klassifikation notwendig, um geordnet mit der Pflegepraxis umzugehen. Darum geht es beim Validieren von Pflegeklassifikationen.

Wir können Klassifikationen auf verschiedenen Ebenen validieren, von der Validierung des klassifizierten Elements (z. B. der einzelnen Diagnosen) bis zum Validieren der gesamten Taxonomie. Dazwischen gibt es noch weitere Möglichkeiten, etwa das Validieren von Kategorien innerhalb der Klassifikationen oder der Beziehungen zwischen einzelnen Elementen (z. B. Diagnosen) oder zwischen Clustern von Elementen (Diagnosen). Je nachdem, was wir validieren wollen, gehen wir dabei unterschiedlich vor.

Was das Validieren von Pflegediagnosen angeht, so liegen bereits Erfahrungen vor. Eine häufig gebrauchte Methode ist die Validierung nach der *Diagnostic Content Validity* (DCV) von Fehring (Fehring, 1986, 1987, 1994). Ihre kritische Anwendung durch Experten hat zu einer Verfeinerung dieses Modells geführt (Sparks und Lien-Gieschen, 1994; Burgerhof, 1997). Wir müssen Diagnosen validieren, wenn wir eine valide Klassifikation von Diagnosen haben wollen. Was die Validität einer Klassifikation betrifft, so lautet die wichtigste Frage: Klassifiziert sie, was sie klassifizieren soll oder zu klassifizieren behauptet? Es ist besser, validierte Diagnosen in einer noch nicht validierten Klassifikation zu haben als eine validierte Klassifikation oder Taxonomie mit nicht validierten Diagnosen. Letzteres ist nämlich unmöglich (Kerr, Hoskins, Fitzpatrick, Hurley et al., 1991).

Die Frage «Klassifiziert das System, was es klassifizieren soll oder zu klassifizieren behauptet?» wurde oben als erstes Kriterium beim Beurteilen der Kategorien einer Klassifikation gestellt. Die Kategoriebildung ist von den Kriterien abhängig, die wir in Kapitel 3 besprochen haben. Anschließend haben wir uns bei der Diskussion der einzelnen Pflegeklassifikationen mit den Kategorien befasst und auf Schwächen hingewiesen (beispielsweise schließen die Kategorien der NIC einander nicht immer aus). Aber man kann die Kategoriebildung und die Kategorien einer Pflegeklassifikation auch systematisch untersuchen.

Dabei kommen mehrere Methoden in Betracht. Für die NIC und die NOC hat man die hierarchische Clusteranalyse benutzt. Dabei wird, wie oben beschrieben, mit Hilfe statistischer Methoden berechnet, wie «nahe» sich Phänomene wie Interventionen oder Ergebnisse sind. Es gibt aber noch andere Methoden, um konsistente und kohärente Kategorien zu bilden. Kerr, Hoskins, Fitzpatrick,

Hurley et al. (1991) nennen mehrere quantitative Forschungsmethoden, zum Beispiel die Faktorenanalyse und die Diskriminantenanalyse. Geeignet sind auch qualitative Forschungsmethoden, mit denen wir beispielsweise Prozesse objektivieren können, auf deren Grundlage empirische Diagnosen gestellt, Beziehungen zwischen Diagnosen und den dazugehörigen Kennzeichen aufgezeigt und Kategorien gebildet werden. Zudem können wir diese Prozesse innerhalb ihres sozioökonomischen, kulturellen und professionellen Kontexts untersuchen. Kerr, Hoskins, Fitzpatrick, Hurley et al. (1991) nennen die Ethnographie, die Grounded Theory und die nursing phenomenology als brauchbare Methoden für eine qualitative Studie.

Wegen dieser qualitativen Komponenten beim Validieren von Klassifikationen oder Taxonomien müssen wir neben der Validität und der Zuverlässigkeit auch auf die «trustworthiness» (Vertrauenswürdigkeit) achten. Eine Klassifikation muss «trustworthy» sein: Wir müssen ihr vertrauen können – als Produkt, als Instrument, das die Wirklichkeit auf die geplante Art und Weise ordnet, und hinsichtlich ihres Zustandekommens. Dabei können wir vier Dimensionen unterscheiden:

1. credibility (Glaubwürdigkeit)

2. transferability (Übertragbarkeit)

3. dependability (Verlässlichkeit)

4. confirmability («Bestätigungsfähigkeit») (Lincoln und Guba, 1985).

Auch danach müssen wir Klassifikationen und Taxonomien beurteilen.

Quantitative und qualitative Methoden werden benutzt, um Taxonomien als Ganzes zu validieren. Insofern liegen innerhalb der Pflege nur wenige Erfahrungen vor. Es gibt keinen «Lackmustest» für Pflegeklassifikationen. Eine Klassifikation ist nicht für immer und ewig valide. Es geht vielmehr darum, Validität, Zuverlässigkeit und trustworthiness (Vertrauenswürdigkeit) ständig zu verbessern. Das ist ein langwieriger Prozess, der sich gleichzeitig auf allen obengenannten Ebenen abspielen kann, und dieser langwierige Prozess ist in der Pflege eben erst in Gang gekommen.

8.4 Die Verknüpfung von Diagnosen, Interventionen und Ergebnissen und die Pflegeforschung und -theorieentwicklung

In der Pflege besteht zwischen Theorie und wissenschaftlicher Forschung eine ständige Wechselwirkung. Einerseits stützt die Forschung die Theorie; denn Theorien werden mit wissenschaftlichen Forschungsarbeiten überprüft. Je intensiver eine Theorie geprüft wird, desto «wahrer» erscheint sie uns oder besser: desto größer ist ihre «empirische Evidenz». Andererseits muss die wissenschaftliche Forschung in der Pflege sich im Rahmen einer pflegewissenschaftlichen Theorie abspielen. Dieser theoretische Rahmen ermöglicht es, die Forschungsergebnisse besser zu verstehen und zu beurteilen, welche Relevanz sie für die Pflege haben. Eine Forschungsarbeit im Rahmen einer Pflegetheorie trägt zur Entwicklung und Konsolidierung des Fachgebietes «Pflege» bei. Es handelt sich also um ein gegenseitige Geben und Nehmen: Die Forschung fördert die Entwicklung von Theorien, und Theorien fördern die Forschung. Was hat diese Wechselbeziehung mit dem Definieren, Klassifizieren und Standardisieren der Pflegeterminologie zu tun?

Pflegetheorien bestehen aus Konzepten oder Begriffen, aus Wörtern, welche die Pflegepraxis beschreiben. Mit Hilfe der Begriffe können wir etwas über die Realität aussagen, und in den Aussagen werden Zusammenhänge zwischen Begriffen hergestellt. Ein systematisches Ganzes von Aussagen über die Realität nennen wir Theorie (Kerlinger, 1973; Fawcett, 1995[3]). Eine Theorie hilft uns, die Realität verständlich und beherrschbar zu machen. Das Definieren von Pflegediagnosen, -interventionen und -ergebnissen läuft also auf das Erklären pflegebezogener Begriffe hinaus, und das Bennenen von Kennzeichen sowie von ursächlichen und Einflussfaktoren läuft auf Aussagen hinaus, die Zusammenhänge zwischen Begriffen herstellen. Das gleiche gilt, wenn Begriffe in Taxonomien von Pflegediagnosen, -interventionen und -ergebnissen miteinander in Beziehung gesetzt werden. Und es gilt schließlich auch, wenn wir Aussagen über den Zusammenhang zwischen Diagnosen, Interventionen und Ergebnissen machen. Diese Aussagen zielen darauf ab, Einblicke in die Realität zu gewinnen, damit sie beherrschbar wird. Auf diese Weise werden also Theorien entwickelt (McCloskey und Bulechek, 1996[2]; Daly, 1993; Iowa Intervention Project, 1996; Johnson und Maas, 1997).

Die wissenschaftliche Forschung unterstützt diesen Prozess der Theoriebildung. Begriffe werden auf der Grundlage von Forschungsergebnissen geklärt, Kennzeichen und beeinflussende Faktoren ebenfalls. Insofern wird derzeit in den Niederlanden und anderen Ländern viel Arbeit geleistet. Auch die Beziehungen zwischen den Begriffen innerhalb von Diagnose-, Interventions- und Ergebnistaxonomien müssen aufgrund von Forschungsarbeiten geklärt werden. Diese Arbeit hat die Pflegewissenschaft noch zum größten Teil vor sich. Schließlich müssen auch die Zusammenhänge zwischen bestimmten Pflegediagnosen, spezifischen Pflegeinterventionen und konkreten Pflegeergebnissen auf eine wissenschaftliche Grundlage gestellt werden.

Diese wechselseitige Beeinflussung zwischen Theorie und Forschung kann sich auf der individuellen Ebene abspielen: *Dieser* Patient hat individuelle Schmerzen, und in diesem speziellen Fall ist *diese* Intervention angezeigt, und zwar mit einem für diesen Patienten spezifischen Ergebnis. Sobald wir die individuelle Ebene verlassen und uns um eine Pflegediagnose bemühen, die sich für eine bestimmte Kategorie von Patienten eignet und eine im allgemeinen gleichartige Intervention erfordert, deren Ergebnis sich ebenfalls verallgemeinern lässt, befinden wir uns, was die Theoriebildung betrifft, auf der mittleren Ebene (*middle-range theory*, Fawcett, 1995[3]; Van der Bruggen, 1993). Die unterstützende Forschung kann qualitativer oder quantitativer Art sein; sie kann beschreibend, erkundend, erklärend oder festlegend sein. Für die Entwicklung von Theorien und für Forschungsarbeiten bieten sich hier, was das Definieren, Klassifizieren und Standardisieren der Pflegeterminologie betrifft, günstige Perspektiven (Johnson und Maas, 1997; Blegen und Tripp-Reimer, 1997).

8.5 Automatisierung

Das Definieren, Klassifizieren und Standardisieren von Pflegediagnosen, -interventionen und -ergebnissen hat auch etwas mit Automatisierung zu tun. Das war schließlich der Grund warum einige – zu wenige! (Goossen, 1998) – damit begonnen haben: Sie wollten einen automatisierten intra- und interdisziplinären Austausch von Patientendaten und eine computerunterstützte Entscheidungsfindung ermöglichen. Automatisierte Pflegeinformationssysteme (PIS) werden meist als automatisierte Variante der Patientenakte benutzt. Sie enthalten die Phasen des Pflegeprozesses: Assessment und Diagnose, Planung und Intervention, Evaluation der Pflegeergebnisse. Die Vorteile eines PIS bestehen darin, dass man damit rasch gute Pflegepläne und manchmal auch Übersichten für das Management erstellen kann.

Zwischen einem PIS und einer Pflegeklassifikation besteht eine Wechselbeziehung. Die Entwicklung von Klassifikationen trägt zur Konsolidierung von Pflegeinformationssystemen bei. Andererseits fördert eine Systematisierung die weitere Entwicklung einer Klassifikation.

Goossen (1996, 1998) erläutert das anhand eines «Rahmens für die Pflegeinformatik». Darin teilt er die Informationsverarbeitung für die Pflege in sechs Schritte ein: Daten (1) über Patienten werden gesammelt. Sie werden, bezogen auf den

Kontext der Patienten, zu Informationen (2). Pflegende stellen zwischen diesen Informationen und ihrem Wissen (3) eine Verbindung her. Auf der Grundlage der Informationen und des Wissens treffen sie Entscheidungen (4): deren Folge das Handeln (5) ist. Zum Schluss folgt die Evaluation (6). Goossen erklärt einerseits, dass die Informationsverarbeitung in der Pflege, soweit es den Umgang mit dem Patienten betrifft, nur dann erfolgreich sein kann, wenn diese sechs Schritte standardisiert werden; andererseits macht er deutlich, wie weit die Standardisierung bereits gediehen ist. Eindeutige Definitionen, Klassifikationen und Standardisierungen von Pflegediagnosen, -interventionen und -ergebnissen tragen in diesem Rahmen dazu bei, Pflegeinformationen und Fachwissen zu standardisieren, und auf dieser Grundlage können klinische Entscheidungen getroffen werden.

Dieser Prozess der automatisierten Informationsverarbeitung in der Pflege führt zum Erfolg, sofern die klassifizierten Termini einheitlich, zumindest aber vergleichbar definiert wurden. Klassifikationen wie die der NANDA, der NIC und der NOC müssen «kompatibel» sein, damit sie für dasselbe Informationssystem brauchbar sind. Die wechselseitige Vergleichbarkeit und Brauchbarkeit verschiedener Klassifikationen ist eines der Anliegen der Informatiker im Bereich der Pflege.

Sobald die Daten über Pflegediagnosen, -interventionen und -ergebnisse im PIS verarbeitet worden sind, kann man sie für verschiedene Zwecke benutzen. Die klassifizierten Daten können im *Verpleegkundig Informatie Referentie Model* (VIRM) verarbeitet werden und für ein *Verpleegkundig Minimum Data Set* (VMDS) – einen Mindestdatenbestand der Pflege – von Bedeutung sein, und zwar auf der nationalen wie auf der internationalen Ebene. Dieses hat finanzielle Vorteile und lässt sich im Rahmen der Qualitätssicherung, der Trendanalyse und der epidemiologischen Forschung verwenden.

Kurz gesagt: Das Klassifizieren von Pflegedaten kann für die Entwicklung eines PIS nützlich sein. Ein konkretes Beispiel ist das VISY (Verpleegafdeling Informatie Systeem). VISY wird im akademischen Krankenhaus der freien Universität Amsterdam benutzt. Diese Klinik, vor allem die Abteilung Heilkunde, ist eine von dreien in Europa, in denen das europäische *Telenurse Project* erste praktische Erfahrungen mit der ICNP sammelt. Telenurse (Telematic Application for Nurses) begann 1996, subventioniert von der europäischen Kommission, mit dem Ziel, die ICNP in Europa zu fördern und in der Praxis zu testen. Im akademischen Krankenhaus wird die ICNP ins VISY integriert. Die bisherigen Ergebnisse lassen unter anderem darauf schließen, dass dieses Projekt nicht nur für die ICNP von Nutzen ist, sondern auch für das VISY. Während die VISY-Daten bisher auf einem freien Text ohne Klassifikationsstruktur basierten, wurden im Rahmen dieses Projekts VISY-Kodes strukturiert, so dass sie für Forschungsarbeiten verwendbar sind. Die Forscher haben Dank dieses Projekts viel über die Anwendung von VISY gelernt (Eurlings und Goverde, 1998).

Andererseits ist die Integration der ICNP in das VISY auch nützlich für die ICNP: Es wurden neue Einsichten gewonnen, was die Struktur und die praktische Anwendung der Klassifikation betrifft. Als Nachteil stellte sich zum Beispiel heraus, dass die ICNP keine quantitative Skala für das Messen der Interventionen zur Verfügung stellt. Die Forscher konnten sich darüber informieren, wie oft Interventionen im VISY gespeichert worden waren (und wohl auch ausgeführt wurden). Sie erfuhren allerdings nicht, wieviel Zeit für die Handlungen benötigt wurde. Das Label kann daher irreführend sein: «Beispielsweise ist die Versorgung der Einstichstelle eines Subklavia-Katheters zeitaufwendiger als die Versorgung der Einstichstelle eines peripheren Katheters» (Eurlings, Visser und Goverde, 1997).

Die Projektgruppe im Akademischen Krankenhaus Amsterdam zog folgenden Schluss: «Die Automatisierung ist notwendig, damit die ICNP praktisch angewandt werden kann. Die Klassifikation ist sehr komplex und nur durch Automatisierung einigermaßen zu vereinfachen» (Eurlings und Goverde, 1998). Allgemein lässt sich sagen, dass praktische Erfahrungen mit einer Klassifikation durch deren Koppelung an ein PIS der Klassifikation zugute kommen. Mitunter scheint die Automatisierung sogar die Voraussetzung dafür zu sein, dass eine Klassifikation praktisch benutzt werden kann. Goossen hält das Messen von Pflegeergebnissen ohne ein PIS für sinnlos. Die Datenspeicherung für die verschiedenen Messskalen und für die Variablen des Inputs, der Verarbeitung und der Auswertung müsse durch ein PIS unterstützt werden (Goossen, 1998).

In den Niederlanden werden nicht nur mit der ICNP empirische Erfahrungen gesammelt, sondern auch mit der ICIDH. Auf deren Grundlage hat das Noordelijk Centrum voor Gezondheidsvraagstukken der medizinischen Fakultät der Universität Groningen seit 1991 das Geïntegreerde Informatie Netwerk Ouderenzorg (GINO) entwickelt. Und im Akademischen Medizinischen Zentrum der Universität Amsterdam läuft seit Mitte 1996 in fünf Abteilungen das Projekt *ICIDH in de Verpleegkunde*, das die diagnostischen Termini von der CDV übernommen hat.

8.6 Pflegeklassifikationen und Pflegeunterricht

Seit Beginn der Bemühungen um eine Klassifikation der Pflegediagnosen wurde auch dem Diagnostizieren als Teil des Pflegeunterrichts große Aufmerksamkeit gewidmet. Auch darüber gibt es wissenschaftliche Studien, und in der Fachliteratur sind zahlreiche Vorschläge zu finden (siehe Literaturhinweise bei den im Abschnitt 8.2 genannten amerikanischen Lehrbüchern und in der Studie von Steinbusch). Dabei geht es häufig um den diagnostischen Prozess und das Erstellen von Pflegeplänen oder integralen Betreuungsplänen. Dieser Teil des Unterrichtsmaterials wird immer öfter mit Hilfe von Computern gestaltet.

Dabei fällt auf, dass Klassifikationen von Pflegeinterventionen und -ergebnissen nur zögernd in den Unterricht – auch in den computergestützten Unterricht – eingeführt werden. Dieses Zögern war auch bei der Entwicklung solcher Klassifikationen zu beobachten. Da wir aber seit kurzem über die NOC verfügen und damit auch über die oft als «klassisch» bezeichnete Dreiheit von Diagnose-, Interventions- und Ergebnisklassifikationen, kann das integrale Modell der pflegebezogenen Wissensvermittlung und Entscheidungsfindung in die Unterrichtspläne aufgenommen werden (siehe dazu die Einleitung zu Kapitel 5).

Der computerunterstützte Pflegeunterricht befindet sich in den Niederlanden in der Entwicklung. Bei Fontys Causa, Fontys-Hochschulen in Eindhoven läuft derzeit das Vernieuwingsproject Informatiekunde in de Gezondheidszorg – (Unterrichts-)Reformprojekt Informatik in der Gesundheitsfürsorge – (VIG): subventioniert unter anderem vom Ministerium für Unterricht, Kultur und Wissenschaften. Dieses Projekt bietet Studiengängen im Hoger Geszondheidszorg Onderwijs (HGZO) die Möglichkeit, Studenten nach dem VIT-Lehrplan (VIT = Vernieuwingsbeleid InformatieTechnologie): etwa: (Unterrichts-)Reform(politik) Informationstechnik) die Kenntnisse zu vermitteln, die künftig in der Praxis von ihnen verlangt werden. Der Lehrplan umfasst insgesamt sechzehn Abschnitte, wovon acht die Pflegepraxis und drei das Pflegemanagement betreffen, während fünf einen allgemeinen Charakter haben. In einem Abschnitt geht es um das Klassifizieren, Kodieren und Speichern von Daten. Damit bildet dieser Abschnitt die Grundlage für alle Datenerfassungssysteme für Management und Pflege.

Die Europäische Union subventioniert drei pflegebezogene Projekte: *Wisecare* (1997–99, hier nicht besprochen): *Telenurse* (1995–98, siehe oben 8.5) und *Nightingale* (1995–98). Nightingale steht für Nursing Informatics: Generic High-level Training in Informatics for Nurses; General Application for Learning and Education. Dieses Projekt soll zur Entwicklung und Validierung des Informatikunterrichts für Pflegende beitragen. Die Zentrale befindet sich in der Universität Athen. Niederländische Teilnehmerin ist die Firma Hiscom BV. In der internationalen «user and policy group» sind unter anderem die Universität Maastricht und die Noordelijke Hogeschool Leeuwarden vertreten. Nightingale hat ein Curriculum für Pflegeinformatik entwickelt, in dem automatisierte Pflegepläne sowie Pflegeterminologien und -klassifikationen behandelt werden (Goossen, 1997).

Die Pflegeterminologie ist in den Niederlanden also Gegenstand des Pflegeunterrichts, auch computerunterstützt. Wird eine Klassifikation oder eine Kombination von Klassifikationen auch als Ordnungsprinzip beim Strukturieren von Lehrplänen benutzt? Das Diagnostizieren, auch als Unterrichtsthema, ist Gegenstand mehrerer wissenschaftlicher Arbeiten und Theorien (Hamers, Huyer und Halfens, 1993; Van Heese, 1996; Steinbusch, 1994, 1995; Steinbusch, Strijbosch und Hollands, 1996). Wir verfügen also über solides Wissen. Andererseits wird vorgeschlagen, im neuen Gesamtunterrichtssystem für helfende, pflegende und betreuende Berufe in den Niederlanden die ICIDH als Ordnungsprinzip für Pflege- und Gesundheitsprobleme zu benutzen (*Gekwalificeerd voor de toekomst*, 1996). Anhand dieses Erklärungsmodells lassen sich nicht nur Pflegeprobleme differenziert feststellen, sondern auch Interventionsübersichten erstellen. Die Commissie Kwalificatiestruktuur verweist hierzu auf den Bericht *Tussen cure en care* (Zwischen cure und care) (NRV, 1994): in dem viele Arten von Interventionen aus vielen verschiedenen Disziplinen als Reaktionen auf Pflegeprobleme aufgeführt sind. Die ICIDH «bietet Ansatzpunkte für eine bessere Abstimmung von Problem und Angebot sowie für die multidisziplinäre Zusammenarbeit, in der Pflegende und Betreuende ihren eigenen Platz haben» (*Gekwalificeerd voor de toekomst*, 1996).

Die Pflegenden haben diese Empfehlung zustimmend aufgenommen. Huyer Abu-Saad (1996) sieht Möglichkeiten für eine bessere Zusammenarbeit zwischen den einzelnen Ausbildungsstätten und mit anderen Beschäftigten im Gesundheitswesen, zum Beispiel Ärzten und u. a. Gesundheitsberufen. Die *Tijdschrift voor Ziekenverpleging* ist der Meinung, dass die Anwendung der ICIDH angesichts der Komplexität der erforderlichen Pflegeinterventionen dazu beitragen kann, die verschiedenen Disziplinen voneinander abzugrenzen (Van Lieshout und Dikkers, 1997). Letztlich wurde die ICIDH jedoch bei der Reform des Curriculums nicht berücksichtigt. Der Hauptgrund dafür war vermutlich, dass die ICIDH revidiert werden soll und danach wahrscheinlich anders aussehen wird. Zudem war die Pflege in den Niederlanden (noch) nicht mit der ICIDH vertraut. Auf größere Zuneigung stieß die Klassifikation der NANDA-Diagnosen nach Gordons elf Funktionellen Verhaltensmustern. Auch diese werden in *Gekwalificeerd voor de toekomst* (1996) als mögliches Ordnungsprinzip vorgeschlagen. Offenbar hat der ständige Ausschuss für Klassifikationen und Definitionen des WCC Gordon «adoptiert», denn er erstellte anhand ihrer Klassifikation und der ICIDH einen *Ontwerp WCC-standaard Klassifikation diagnostischer Begriffe für die Pflege* (NRV, 1996 a). Ten Napel, der mit diesem Projekt befasst war, hat bereits früher auf die Bedeutung von Gordons Arbeit für eine reformierte Pflegeausbildung hingewiesen (Ten Napel, 1994). Der Rahmenlehrplan (eine regionale Absprache über Inhalt und Form der Ausbildung): der in der Region Nordholland entwickelt wird, schlägt die Klassifikation von Gordon als Ordnungsprinzip für den Unterricht vor (Grotendorst, 1996). Van Lieshout und Dikkers schreiben über Gordons elf Funktionelle Verhaltensmuster: «Die Anwendung einer Klassifikation hat auch andere Vorteile. Sie bietet die Möglichkeit, den Unterricht zu ordnen. Sie eignet sich für die Automatisierung. Sie kann bewirken, dass ein Problem schneller erkannt wird. Sie kann in die Pflegeakte Struktur bringen und die Forschung fördern» (Van Lieshout und Dikkers, 1997).

«Sie bietet die Möglichkeit, den Unterricht zu ordnen.» Bei der Reform des Pflegecurriculums an der Fachhochschule in Groningen (seit 1992) fiel die Wahl auf Gordon. Jetzt scheint die Arbeit von Steinbusch relevant zu sein. Als Ordnungsprinzip werden nicht Pflegediagnosen gewählt. Für die pflegebezogene Entscheidungsfindung ist es notwendig, dass Schüler zusammenhängene Kenntnisse über Ausgangspunkte, Konzepte und Theorien erwerben. Wichtig dabei ist, dass den Schülern vorläufige Lerninhalte aus verschiedenen Fächern vermittelt werden und dass sie einige Fertigkeiten erwerben. Dabei kann eine Pflegediagnose als Konzept aufgefasst werden, für das man zusammenhängende Kenntnisse braucht. Die ätiologischen Faktoren der Pflegediagnosen bieten gute Anknüpfungspunkte, sind jedoch für andere Fächer eine unzureichende Grundlage und führen zu einer Zersplitterung der Lerninhalte. Darum entschied man sich dafür, den Lehrplan nach Pflegekategorien und diese nach den funktionellen Verhaltensmustern zu ordnen (Steinbusch, 1995; Den Boer und Hettiga, 1996).

Wir können den oben beschriebenen Entwicklungstrend wie folgt zusammenfassen:

— sie führt dazu, dass die drei Klassifikationen, einzeln und im Zusammenhang, im Pflegeunterricht verstärkt eingeführt werden

— sie fördert die Automatisierung des Unterrichts in dieser Materie

— sie fördert vielleicht auch die Aufstellung von neuen oder noch zu erneuernden Curricula nach den Ordnungsprinzipen des Pflegewissens- und Entscheidungsfindungsmodells (wobei derzeit Gordons Klassifikation der Pflegediagnosen in elf Funktionellen Verhaltensmustern der Vorzug gegeben wird).

8.7 Widerstände gegen die Entwicklung von Standards und Klassifikationen

Das Definieren, Klassifizieren und Standardisieren von Pflegediagnosen, -interventionen und -ergebnissen löste und löst auch Widerstand aus. Neben der Kritik am Prozess und am Produkt des Definierens und Klassifizierens wird auch die grundsätzliche Frage gestellt, ob dem Pflegeberuf mit Klassifikationen und Standards wirklich gedient ist.

Innerhalb der Bewegung selbst wird immer wieder Kritik an den eigenen Initiativen und an der eigenen Arbeitsweise geübt. Die alle zwei Jahre erscheinenden *Proceedings* der NANDA und zahlreiche kritische Beiträge, zum Beispiel in *Nursing Diagnosis*, zeugen davon. Die Definitionen der Phänomene Diagnose, Intervention und Ergebnis, aber auch das Definieren und Klassifizieren einzelner Diagnosen, Interventionen und Ergebnisse, waren und sind Gegenstand der Forschung und Diskussion.

Auf einige kritische Punkte, die innerhalb der NANDA ein Thema sind, wird auch außerhalb der Organisation hingewiesen. Gerügt wird beispielsweise, dass viele Pflegediagnosen problemorientiert sind und einen negativen Beigeschmack haben. Das nahm die NANDA Anfang der neunziger Jahre zum Anlass, ihre Definitionen von Pflegediagnosen zu ändern und mehr Raum für Diagnosen zu schaffen, die sich auf Gesundheit und Wohlbefinden beziehen (Carpenito, 1991). Die Taxonomy Commission führte Gesundheit und Wohlbefinden in *Taxonomy II* (Warren, 1991; Hoskins, Fitzpatrick, Warren, Carpenito et al., 1992; siehe auch oben 5.1.5) als Achse ein. Die NANDA steuerte einiges dazu bei, und außerhalb der NANDA bemühten sich immer mehr Pflegeforscher, *wellness nursing diagnoses*, definiert als «a conclusion from assessment data which focuses on patterns of wellness, healthy responses, or client strength» (Stolte, 1994) [eine Schlussfolgerung aus einem Assessment, die sich auf das Wohlsein, gesunde menschliche Reaktionsweisen oder Patientenressourcen bezieht. Übers. d. Lek.] zu formulieren, genauer auszuarbeiten und in Klassifikationen zu integrieren. Houldin, Saltstein und Ganley (1987): Pender (1989) und Stolte (1996) entwarfen mehr oder weniger detailliert ausgearbeitete Klassifikationen. In den Niederlanden legt der Entwurf der *Klassifikation diagnostischer Begriffe für die Pflege* (NRV, 1996 a) ausdrücklich Wert auf einen positiven Ansatz, womit er der ICIDH zuvorkommt, die ebenfalls versucht, negative Formulierungen durch positive zu ersetzen (WHO, 1997; Zwezerijnen-Halbertsma, 1997).

Die NANDA wird auch wegen ihrer kulturell geprägten Diagnoseklassifikation kritisiert. Sie ist eindeutig ein Produkt der nordamerikanischen Pflegeforschung und unter anderem deswegen sehr am medizinischen Modell orientiert. Die NANDA-Klassifikation zielt daher nach Leininger (1990) nicht nur zu sehr auf medizinische Probleme und zu wenig auf Gesundheit und Wohlbefinden ab, sondern die Diagnosen werden auch aus ihrem historischen und kulturellen Zusammenhang gerissen und vom kulturell bestimmten Sprachgebrauch gelöst, der diagnostischen Termini erst ihre Bedeutung verleiht.

Pflegende mit einer soliden Ausbildung in der transkulturellen Pflege können einige NANDA-Diagnosen nicht stellen, oder sie stellen Diagnosen, die der NANDA unbekannt sind. Leininger bestreitet nicht, dass Pflegende Diagnosen stellen müssen, damit sie als transkulturelle Pflegende angemessen intervenieren können. Die Probleme werden mit Hilfe von Methoden festgestellt, die der Ethnologie entlehnt sind. Darin ist viel Raum für partizipierende Beobachtung, Gespräche mit dem Patienten und seinen Angehörigen sowie gutes Zuhören. Die Folge dieser fachkundigen Problemfeststellung (Diagnose) können Interventionen mit unterschiedlichen Zielen sein: *cultural preservation, cultural accomodation und cultural repatterning*. Dabei wird der kulturelle Kontext, in dem der Patient Gesundheit oder Krankheit erlebt, nicht beeinflusst, verändert oder neu strukturiert (Leininger, 1991).

Die Rüge, dass Daten aus dem kulturellen und historischen Zusammenhang gerissen werden und dass nicht nach ihrer Bedeutung innerhalb der gesamten Lebenswirklichkeit gesucht wird, trifft nicht nur die NANDA, sondern auch andere Personen und Gruppen, die an Diagnosen interessiert sind: die Initiativen, die auf Diagnosen, Interventionen und Ergebnisse abzielen, sowie die Initiativen, deren Ziel sämtliche Pflegeaktivitäten sind, nämlich definieren, klassifizieren, standardisieren, Entscheidungen treffen, Interventionen planen und durchführen, automatisieren. Die Kritik, zumindest die Feststellung, dass es schmerzliche Mängel gibt, betrifft nicht nur die Pflege, sondern auch die Medizin – vor allem die Tätigkeit des Hausarztes – und die medizinischen Hilfsberufe. Es ist eine längst bekannte Kritik: Das soziokulturelle Umfeld wird nicht berücksichtigt, obwohl es den Fakten (Diagnosen, Interventionen, Ergebnissen) Bedeutung verleiht und den Umgang mit ihnen beeinflusst (Berg, 1996).

Unzufriedenheit mit der Entwicklung von Klassifikationen und Standards äußert sich in der Kritik, dass die persönliche Geschichte eines Menschen nicht mehr zählt. Das an Taxonomien und Standards orientierte Denken und Handeln, so wird behauptet, entpersonalisiert die Pflege. Informationen, die schwer zu bekommen sind, Informationen, die gemeinsam mit dem Patienten gewonnen und verstanden werden müssen sowie Daten, die schwer zu qualifizieren oder zu quantifizieren sind – kurz gesagt: alle Informationen, die sich nicht so leicht in Taxonomien und Schemata einordnen lassen, werden oft als weniger wichtig beurteilt. Mit Bezug auf eine bestimmte Auffassung von Wissenschaft heißt es dann: Informationen, die sich nicht explizieren lassen, sind keine Informationen. Dabei wird verkannt, dass man einem wissenschaftlichen Ideal nachstrebt, das in der Realität unerreichbar ist. Als Reaktion darauf geben Pflegende sich die größte Mühe, Selbstverständliches zu explizieren. Das kann zu einem diagnostischen Titel und einer NANDA-Diagnose führen wie «veränderte Familienprozesse: In der Regel unterstützende Bezugspersonen, die jetzt unzureichende(n): ineffektive(n) oder unsachgemäße(n) Trost, Hilfe oder Ermutigung anbieten, obwohl der Klient dies möglicherweise gerade jetzt dringend braucht, um sich den Anforderungen anzupassen und mit ihnen umzugehen, die ein veränderter Gesundheitszustand an ihn stellt». Es gibt noch andere kabarettreife Texte (Brouns, 1997).

Es ist eine alte, bekannte Geschichte: Viel Menschlichkeit, viel Wärme und Herzlichkeit, viel Qualität verschwindet aus der Pflegebeziehung, sobald die Gesundheitsfürsorge sich als Fachgebiet oder Wissenschaft gebärdet. Man weiß es, man findet sich damit ab, und dennoch bedauern es viele.

Das Phänomen ist typisch für die Gesundheitsfürsorge. Philipsen (1988) hat es analysiert, beschrieben und auf seine praktischen Folgen hin untersucht. Er setzt in der Gesundheitsfürsorge «das Projekt» auf den ersten Platz. Das Projekt ist die Arbeit, die getan werden muss, die Aufgabe, die zu lösen ist. Zum Beispiel braucht ein Patient mit schweren Brandwunden eine intensive Behandlung und Pflege. Das Projekt kann erfolgreich sein. Im Beispiel von Philipsen sagt jemand, als dem Patienten der Verband abgenommen wird: «Das sieht ja prima aus!» Der Patient sieht dagegen seinen Zustand zum erstenmal und erkennt, dass er sein Leben lang verunstaltet bleiben wird! Das Projekt ist gekennzeichnet durch funktionale Spezifität, strukturelle Differenzierung, Koordination und Autonomie. Damit sollten vier Werte verbunden sein: Effizienz, Perfektion, Gerechtigkeit und Wahrheit im Sinne von Wissen und Fähigkeit. Für den Teil der Welt, der keine Organisation von Projekten ist, wird die Bezeichnung «Lebenswelt» benutzt. Diese wird nicht auf der Basis der instrumentellen und strategischen Rationalität beurteilt, welche die Systeme (die Projekte) beherrscht, sondern auf der Basis der Qualität der Kommunikation, des Umgangs miteinander und bestimmter Bedürfnisse (sich zu Hause fühlen, eine Identität haben, das Leben als sinnvoll empfinden). Auch dazu gehören vier Werte: Kontinuität, Wohlbefinden, Solidarität und Wahrheit im Sinne von Wahrhaftigkeit und Sinnhaftigkeit.

Das Gesundheitswesen kann nie ein vollständiges System sein, weil der spezifische Wert *Gesundheit* ebenfalls zur Lebenswelt gehört. Menschen wollen «ganz» sein und ein «Zuhause» haben. Viele Interventionen in der Pflege zielen auf Perfektion und Effizienz ab, und die gesamte Betreuung des Patienten hat Kontinuität, Solidarität und vor allem Gesundheit mit allen ihren Assoziationen im Auge. Aber das Gesundheitswesen kann auch niemals allein Lebenswelt sein. Im Gesundheitswesen wird gearbeitet, und dafür werden Instrumente benötigt, beispielsweise eine gut definierte und geordnete Terminologie.

8.8 Schlusswort

Der Titel dieses Buches, *Pflegeklassifikationen*, stimmt nachdenklich. Was hat eine Klassifikation mit Pflege zu tun? Hat sie vielleicht genauso wenig mit Pflege zu tun wie das «Pflegerechnen», das in den Niederlanden einmal zum Lehrplan der Pflegeunterrichts gehörte? Natürlich ist weder das Rechnen eine typische pflegebezogene Aktivität noch das Klassifizieren von typisch Pflegeaktivitäten. Sollte der Titel nicht besser *Klassifikationen für die Pflege* heißen?

Klassifikationen haben etwas Besonderes an sich: Sie ordnen Elemente, die auch definiert, also in die Menge der zu ordnenden Elemente aufgenommen wurden. Bei den meisten hier besprochenen Klassifikationen geht es um Pflegephänomene, nämlich Pflegediagnosen, -interventionen und -ergebnisse. Diese werden definiert, innerhalb ihres spezifischen Kontexts (den für Pflegende wichtigen Kennzeichen, Ursachen und Folgen) beschrieben und zu einem zusammenhängenden Ganzen geordnet: zu Klassifikationen, die für die Pflege, den Unterricht, das Management, die Forschung und die Entwicklung von Theorien nützlich sind. Das alles geschieht aus einem spezifisch pflegerischen Blickwinkel. Darum können wir von «Pflegeklassifikationen» sprechen. Allerdings wird der spezifisch pflegerischen Blickwinkel noch nicht in allen Fällen erläutert. Das muss nachgeholt werden, denn es wird viel dazu beitragen, die Disziplin «Pflege» zu definieren und abzugrenzen.

Danksagung

Ich danke Dr. Jan Hamers vom Lehr- und Forschungsbereich Pflegewissenschaft der Universität Maastricht für seine Kommentare zu einer früheren Version dieses Textes.

Glossar

ACENDIO. Association for Common European Nursing Diagnoses, Interventions and Outcomes. Vereinigung für gemeinsame europäische Pflegediagnosen, -interventionen und -ergebnisse.

Achse. Eine echte oder imaginäre gerade Linie, um die etwas gedreht oder als sich drehend gedacht wird, oder eine echte oder imaginäre Gerade, um welche die Teile eines Objekts, Systems usw. angeordnet werden. Dabei kann es um die Grundzüge einer Bewegung oder Entwicklung gehen oder um eine gerade Mess- oder Bezugslinie wie zum Beispiel in einer Graphik.

Achse einer Klassifikation. Ein Merkmalstyp, bei dem jede Endklasse ein Merkmal umfasst (NRV, 1989). Ein Merkmalstyp, bei dem jede Endklasse ein Merkmal hat, das eine Spezies dieses Merkmalstyps ist (NRV, 1989).

Ätiologie. Ursächliche oder zusammenhängende Faktoren; die Faktoren, die ein Gesundheitsproblem, wie eine Pflegediagnose es beschreibt, verursachen oder aufrechterhalten.(Siehe PES-Struktur.)

AFEDI. Association Francophone Européenne des Diagnostics Infirmiers. Vereinigung für Pflegediagnosen der frankophonen europäischen Länder.

Analyse-Paradigma oder Analyseschema. Ein Schema, ein Modell oder eine Matrix, anhand dessen/deren wir die Befunde einer Studie sammeln, ordnen und interpretieren können.

Ausschließlich. In Bezug auf Kategorien: Eine Beobachtung darf nicht in mehrere Kategorien einzuordnen sein (engl.: *mutual exclusive and independent*).

Begriff. Eine gedankliche Einheit (NRV, 1989).

Beeinflussende Faktoren. Faktoren, die auf die eine oder andere Weise in einem gewissen Zusammenhang mit der Pflegediagnose stehen. Man kann sie näher beschreiben durch Formulierungen wie beeinflusst durch, in Verbindung mit (engl. related to): (NANDA, 1997).

Beeinträchtigung. (engl. handicap; in der ICIDH:) Eine sich aus einer Schädigung oder Fähigkeitsstörung ergebende Benachteiligung einer betroffenen Person, welche die Erfüllung einer Rolle einschränkt oder verhindert, die (abhängig von Geschlecht, Alter sowie sozialen und kulturellen Faktoren) für diese Person normal ist.

Beeinträchtigung. (In der CDV:) Ein Verlust oder eine Abweichung – im qualitativen und/oder quantitativen Sinne – der Fähigkeit eines Menschen, Aktivitäten auszuführen oder ein Verhalten aufzuweisen, unter Berücksichtigung des Alters, des Geschlechts, der Konstitution und der soziokulturellen Umgebung. Charakteristisch für eine Beeinträchtigung ist das Übermaß, die Reduzierung oder das Fehlen von Aktivitäten oder eines Verhaltens, entweder permanent, reversibel oder irreversibel, progressiv oder regressiv, abhängig vom Alter, vom Geschlecht, von der Konstitution sowie von sozialen und kulturellen Faktoren (NRV, 1996 a).

CDV. Classifikatie van Diagnostische Termen voor de Verpleegkunde (Klassifikation diagnostischer Begriffe für die Pflege).

CMSV. WCC-standaard Classificatie van Medisch Specialistische Verrichtingen (Standardklassifikation des WCC der speziellen medizinischen Verrichtungen).

Cross-mapping. Siehe *Mapping.*

CVPB. Voorlopige Classificatie Verrichtingen Paramedische Beroepen (vorläufige Klassifikation der Verrichtungen in medizinischen Hilfsberufen).

DCV. Diagnostic Content Validity: Eine Methode der Validierung von Pflegediagnosen (Fehring, 1986, 1987, 1994).

Diagnosequalitäten. (engl. qualifiers) Beschreibung von Diagnoseattributen wie akut, verändert, chronisch, vermindert usw. (*NANDA*, 1997).

Diagnostisches Begründen (engl. diagnostic reasoning). Der Denk- oder Argumentationsprozess, den wir beim Stellen einer (pflegebezogenen) Diagnose durchlaufen. Meist unterscheiden Forscher verschiedene Phasen dieses Prozesses und messen dem Erfahrungswissen, wissenschaftlichen Erkenntnissen und der Intuition unterschiedliche Bedeutung für den Prozess bei (Hamers, Huijer, Abu-Saad, Halfens, 1993).

Dimension. Dimension einer Klassifikation: Der Blickwinkel oder Standpunkt beim Erstellen einer Klassifikation.

Direct care intervention. Direkte Pflegeintervention. A treatment performed through interaction with the patient(s) (McCloskey und Bulechek, 1992). Eine Intervention, die an einem Patienten oder mit ihm ausgeführt wird (McCloskey und Bulechek, 1997). (Siehe auch Pflegeintervention.)

Eindeutigkeit. Ein innerhalb der gesamten Klassifikation strikt beibehaltener Blickwinkel.

Endklasse. Eine Klasse, die kein Genus einer andere Klasse derselbe Klassifikation ist (NRV, 1994).

Erschöpfend. In Bezug auf eine Kategorienreihe: Alle gesammelten Daten müssen in einer Kategorie unterzubringen sein.

Externe Isolierung. Elemente verschiedener Kategorien müssen sich so deutlich wie möglich voneinander unterscheiden (Segers, 1977).

Fähigkeit. (In der CDV:) Die konkrete Aktivität und/oder das Verhalten eines Menschen – im qualitativen und/oder quantitativen Sinne –, ausgeführt im Kontext der Konstitution und der soziokulturellen Umgebung (NRV, 1996 a).

Fähigkeitsstörung. (engl. disability; in der ICIDH:) Einschränkung oder Verlust der Fähigkeit (als Folge einer Schädigung): Aktivitäten in der Art und Weise oder in dem Umfang auszuführen, die für einen Menschen als normal angesehen werden.

Funktion. (In der CDV:) Die spezifische Tätigkeit eines Gewebes, Organs, Organsystems oder von Organen eines Organsystems, die von Geburt an vorhanden ist oder später, vor allem durch Reifung, entsteht (NRV, 1996 a).

Funktionelle Verhaltensmuster. Functional Health Patterns. Die Kategorien, nach denen Gordon (1992 u. f.) Pflegediagnosen einteilt. Die für die CDV übersetzten und teilweise angepassten Functional Health Patterns von Gordon.

Generische Beziehung. Beziehung zwischen Genus (dem allgemeineren Begriff) und einer dazugehörigen Spezies (dem spezifischeren Begriff) (NRV, 1989).

Genus (Plural: Genera). Lateinisch «Geschlecht». Beim Klassifizieren der allgemeinere Begriff. (Anmerkung: «Genus» meint nicht das biologische Geschlecht, sondern das sprachliche.)

Gesundheit. Gesundheit betrifft das körperliche, seelische und soziale Wohlbefinden eines Menschen. Die Kombination von vorhandenen Störungen und (per definitionem «ungestörten») Funktionen ist die Manifestation des Gesundheitszustandes eines Menschen auf der Ebene des Gewebes, von Organen oder von Organsystemen.
Die Kombination von vorhandenen Beeinträchtigungen sowie (per definitionem «ungestörten») Grundfertigkeiten und komplexeren Fertigkeiten spiegelt den Gesundheitszustand auf der Ebene der Funktion als Person wider (NRV, 1996 a).

Handlungen. Alle Tätigkeiten im Rahmen der Berufsausübung (NRV, 1996 b).

HHCC. Home Health Care Classification: Eine von Virgina Saba entwickelte Klassifikation von (hauptsächlich) Diagnosen und Interventionen vor allem für die ambulante Pflege.

Hierarchische Klassifikation. Eine Ordnung, bei der ein allgemeiner Begriff aufgrund gut gewählter, jeweils verschiedener Einteilungskriterien in jeweils detailliertere Klassen eingeteilt wird.

Human Response Patterns. Einteilung der NANDA-Diagnosen in neun menschliche Reaktionsmuster (NANDA, 1997).

ICD-10. International statistical Classification of Diseases and health related problems.

ICIDH. International Classification of Impairments, Disabilities and Handicaps (deutsch: Internationale Klassifikation der Schädigungen, Fähigkeitsstörungen und Beeinträchtigungen).

ICNP. International Classification of Nursing Practice – Internationale Klassifikation der Pflegepraxis.

Indirect care intervention. Indirekte Pflegeintervention. A treatment performed away from the patient, but on behalf of a patient or group of patients (NIC, 1992). Eine Intervention, die in Abwesenheit des Patienten, aber für ihn ausgeführt wird (McCloskey und Bulechek, 1997). (Siehe auch Pflegeintervention.)

Intension. Eines Begriffs: Begriffsinhalt. Die Menge aller Merkmale, die zusammen den Begriff bilden (NRV, 1989). Einer Variablen: die Bedeutung einer Variablen (Segers, 1977).

Interne Homogenität. Der gesamte Kontext einer Klassifikation, einschließlich aller zu ordnenden Begriffe und Ausdrücke sowie deren Bedeutung (Kerlinger, 1973).

Interventionen. Eine oder mehrere Verrichtungen, die im Zusammenhang oder nicht im Zusammenhang mit einer oder mehreren patient-/klientbezogenen Handlungen, die alle ein gemeinsames Ziel haben, und auf der Grundlage einer pflegebezogenen Entscheidung durchgeführt werden» (NRV, 1996 b).

IS. Intervention Scheme: ein Interventionsschema, das ein Teil des Omaha-Systems ist (siehe dort).

IVVP-System. Inhoud en Vastlegging van het Verpleegkundig/Verzorgend Proces: Inhalt und Definition des Pflege- und Versorgungsprozesses.

Kategorie. Teil einer Klassifikation; Abteilung, Gruppe. Insofern auch als Synonym von «Klasse» gebraucht. In der Biologie sagt man «Taxon».

Kennzeichen. Wahrnehmbare Hinweise und/oder Schlussfolgerungen, die eine zusammenhängende Gruppe von Zeichen der Diagnose bilden. Ein Kennzeichen wird *essentiell* genannt, wenn es vorhanden sein muss, damit die Diagnose gestellt werden kann. Es heißt *primär*, wenn es meist vorhanden ist, und *sekundär*, wenn es die Diagnose unterstützt, aber nicht immer vorhanden ist.
Essentielle und primäre Kennzeichen müssen durch eine Untersuchung bestätigt werden (*NANDA*, 1997).(In der PES-Struktur stimmen die Kennzeichen mit den Zeichen und Symptomen überein; siehe dort.)

Klasse. Jede der Genera oder Spezies einer Klassifikation (NRV, 1989).
(Siehe auch *Endklasse.*)

Klassifikation. Ein System von Begriffen, geordnet nach Beziehungen zwischen allgemeineren Begriffen und den dazugehörigen spezielleren Begriffen (NRV, 1989; NRV, 1994). Ein System von Begriffen, die miteinander durch generische Beziehungen verbunden sind (NRV, 1989). Eine Klassifikation ist das Ergebnis des Klassifizierens. Streng genommen ist eine Klassifikation die Einteilung einer Menge von individuellen oder allgemeinen Objekten (Elementen der Menge) in einer Anzahl (zwei oder mehr) von Teilmengen, wobei alle, aber nicht mehr als alle Elemente der ursprünglichen oder einzuteilenden Menge einen Platz in einer, aber nicht in mehr als einer der unterschiedenen Teilmengen erhalten. Ein Beispiel wäre die Einteilung der Menge der ganzen Zahlen in die Teilmenge der geraden und in die Teilmenge der ungeraden Zahlen (Grote Winkler Prins, 1980).

Klassieren. Feststellen, dass ein Individuum oder Objekt alle Merkmale einer Klasse besitzt (NRV, 1989).

Klassifizieren. Das Ordnen von Begriffen nach generischen Beziehungen (NRV, 1989).

Kode. Eine Reihe von Zeichen, die für einen Begriff stehen (NRV, 1994).

Label. Der Titel einer Diagnose; ein kurzgefasster Ausdruck oder eine Formulierung, der/die ein Muster von zusammenhängenden Hinweisen wiedergibt. Ein Label kann beschreibende Worte enthalten (*NANDA*, 1987).

Mapping oder cross-mapping. «Change in the representation of a concept from one terminological system into the most similar concept in another system» (NIC, 1996).

Matrix. Ein Raster mit mindestens einer horizontalen und einer vertikalen Lemma, auf der Unterteilungen angegeben sind, so dass Kästchen oder Zellen entstehen.

Matrix-Klassifikation. Eine Anordnung von Daten in Form einer Matrix.
Eine Klassifikation, in der jeder Merkmalstyp eine Klassifikations-Achse ist (NRV, 1989).

Merkmal. Ein beobachtbares unterscheidbares Zeichen. Jede der Qualitäten, Eigenschaften oder Beziehungen, die zusammen einen Begriff bilden (NRV, 1989).

Merkmalstyp. Ein Kriterium, aufgrund dessen ein Begriff eingeteilt werden kann (NRV, 1989). Das Genus eines Merkmals (NRV, 1989).

MOS. Medical Outcomes Study: Untersuchung über die Effektivität und Ergebnisse medizinischer Interventionen.

Multiaxiale oder mehrachsige Klassifikation. Eine Klassifikation mit mindestens zwei Achsen (NRV, 1989).

NANDA. North American Nursing Diagnosis Association. Nordamerikanische Pflege-diagnosenvereinigung.

Nebenordnende oder koordinative Klassifikation. Eine Klassifikation, in der die Termini oder Konzepte jeweils in gleichartiger Beziehung zum allgemeineren Terminus stehen. Die gegenseitige Beziehung zwischen den Spezies.

NMDS. Nursing Minimum Data Set. Mindestdatenbestand in der Pflege.

NOC. Nursing Outcomes Classification. Pflegeergebnisklassifikation.

Nomenklatur. 1. Regeln für das Zusammenstellen von Begriffen eines bestimmten Fach-gebietes. 2. Die Menge der nach den Regeln zusammengestellten Termini (NRV, 1989). Ein System von Regeln, nach denen in einem bestimmten Wissenschaftszweig die For-schungsobjekte benannt werden (Grote Winkler Prins, 1982).

Nursing diagnosis. Pflegediagnose (siehe dort).

Nursing Intervention. Pflegeintervention. Any treatment, based upon clinical judgement and knowledge, that a nurse performs to enhance patient/client outcomes (McCloskey and Bulechek, 1996). Jede Behandlung, die eine Pflegeperson auf der Grundlage ihres fach-kundigen Urteils und Wissens zur Erreichung der Patientenziele ausführt. (McCloskey und Bulechek, 1997).
(Diese Übersetzung ist bei niederländischen Pflegewissenschaftlern umstritten; siehe *Vooronderzoek verpleegkundige interventies, classificaties en definities*, NRV, 1996).

Nursing-sensitive Outcome Measure. «The operations or activities that describe precisely what outcome indicator is to be measured, how it is to be measured, and how it will be quantified. Quantification will reflect a continuum, such as 1 = toilets self independently;

2 = requires some assistance with clothing for toileting; 3 = requires assistance with transfer for toileting; and 4 = requires total assistance for toileting» (Johnson und Maas, 1997). – Die Handlungen oder Aktivitäten, die genau beschreiben, welcher Ergebnisindikator wie zu messen ist und wie er quantifiziert werden kann. Die Quatifizierung in Form einer Skala beschreibt eine Kontinuum wie z. B. 1 = benutzt unabhängig die Toilette; 2 = braucht leichte Unterstützung beim Ausziehen der Kleidung vor dem Toilettengang; 3 = braucht Unterstützung beim Tansfer zur Toilette; 4 = benötigt vollstängige Unterstützung beim Toilettengang.

Nursing-sensitive Patient Outcome Indicator. «A specific variable referent of a nursing-sensitive patient outcome that is sensitive to nursing interventions. An indicator is an observable patient state, behavior, or self-reported perception or evaluation. Nursing-sensitive patient outcome indicators characterize a patient state at the concrete level. Examples of indicators are: ‚describes reasons why medication must be taken according to prescribed dose and schedule‘ ‚notifies caregiver when needs to urinate» (Johnson und Maas, 1997). – Eine spezifische Variable, die sich auf ein pflegebezogenes Patientenergebnis bezieht und auf Pflegeinterventionen reagiert, bzw.für diese empfänglich ist. Ein Indikator ist ein beobachtbarer Zustand, eine Verhaltensweise oder eine Selbstwahrnehmung, -einschätzung oder -beurteilung. Pflegeergebnisindikatoren beschreiben einen Zustand eines Patienten auf konkrete Weise. Beispiele für Indikatoren sind: «beschreibt Gründe warum ein Medikament in einer bestimmten Dosierung nach einem festen Plan genommen werden muss». «teilt dem Pflegenden mit wenn er/sie urinieren muss».

Omaha-System. Ein System, das ein Problemklassifikationsschema (PCS) enthält, außerdem ein Interventionsschema (IS) und eine Skala zum Einstufen von Problemen hinsichtlich des Ergebnisses (PRSO).

PCS. Problem Classification Scheme: Problemklassifikationsschema als Teil des Omaha-Systems (siehe dort).

PES-Struktur (engl. PES-structure). Die feste Struktur einer Pflegediagnose, wie Gordon (1993) sie definierte. Die Struktur umfasst das Gesundheits**p**roblem (P): die Ätiologie oder die **E**influssfaktoren (E) und die Zeichen und **S**ymptome (S): also die Kennzeichen.

Pflegebezogenes Wissens- und Entscheidungsfindungsmodell. Ein Modell, das inhaltliches Wissen in Bezug auf Pflegediagnosen, -interventionen und -ergebnisse mit der Entscheidungsfindung innerhalb dieser Gruppen sowie zwischen den Gruppen untereinander in Zusammenhang bringt (McCloskey und Bulechek, 1992).

Pflegediagnose. Eine klinische Aussage über die Reaktionen eines Menschen, einer Familie oder einer Gemeinschaft auf tatsächliche oder drohende Gesundheitsprobleme oder Lebensprozesse. Eine Pflegediagnose ist die Grundlage für die Wahl einer Pflegeintervention, um ein Pflegeergebnis zu erreichen, für das der oder die Pflegende verantwortlich ist (akzeptiert von der NANDA 1990).
Eine Aussage über die tatsächlichen oder möglichen Reaktionen eines Menschen auf Gesundheitsprobleme oder Lebensprozesse, die als Grundlage für Pflegeinterventionen dient (Arbeitsdefinition des WCC, ständiger Ausschuss für Klassifikationen und Definitionen, NRV, 1993).
Eine Pflegediagnose ist eine zusammenfassende Aussage, die von einer professionell geschulten Pflegeperson nach einem Pflegeassessment, bestehend aus Beobachtung, Befra-

gung und körperlicher Untersuchung, gemacht wird. Diese Aussage bezieht sich auf die Art (P): die mögliche Ursache/Einflussfaktoren (E) und die Symptome(S)/Kennzeichen oder Risikofaktoren (R) aktueller oder potentieller Gesundheitsprobleme eines Individuums, einer Familie oder einer sozialen Gemeinschaft mit Einschränkungen der Unabhängigkeit hinsichtlich der Aktivitäten des Lebens oder im Umgang mit existentiellen Erfahrungen des Lebens (AEDL). Pflegediagnosen liegen im Zuständigkeits- und Verantwortungsbereich der Pflegeperson und sie bilden die Grundlage für die Planung und Durchführung von Pflegeinterventionen und -maßnahmen zur Erreichung und Bewertung/Evaluation angestrebter Pflegeergebnisse (Georg, 1997).

Pflegediagnosen. (In der ICNP:) Termini für pflegebezogene Faktoren, die als Diagnose von Problemen registriert werden und die einen Grund für Pflegemaßnahmen angeben (ICNP-Team, 1995).

Pflegeergebnisse. (In der ICNP:) Begriffe für messbare Ergebnisse von pflegebezogenen Aktivitäten (ICNP-Team, 1995).

Pflegeinterventionen. (In der ICNP:) Aktionen, die Pflegende auf der Grundlage einer Beurteilung von Individuen oder Gruppen und ihres Umfeldes unternehmen (ICNP-Team, 1995).

Pflegephänomene. (In der ICNP:) Phenomena which nurses diagnose (ICN, 1996).

PIS. Pflegeinformationssystem. Oft als automatisierte Variante der Patientenakte gebraucht.

Problem. Das Gesundheitsproblem. Teil der Struktur einer Pflegediagnose, kurzgefasst wiedergegeben.(Siehe auch PES-Struktur.)

PRSO. Problem Rating Scale for Outcomes. Eine Skala für das Ordnen von Problemen in Bezug auf das Pflegeergebnis. Ein Teil des Omaha-Sytems (siehe dort).

Schädigung. (engl. impairment; in der ICIDH:) Verlust oder Normabweichung in der psychischen, physiologischen oder anatomischen Struktur oder Funktion.

Schädigung. (In der CDV:) Der Verlust oder die Abweichung einer anatomischen Struktur oder einer physiologischen oder psychischen Funktion unter Berücksichtigung des Alters. Charakteristisch für eine Schädigung ist der Verlust oder die «Abweichung» einer anatomischen Struktur und/oder einer physiologischen oder psychischen Funktion, die zeitweilig oder permanent vorhanden, regressiv oder progressiv, reversibel oder irreversibel sein kann (NRV, 1996 a).

Spezies (Plural: Spezies). Lateinisch «Art». Die Spezies ist ein spezifischerer Begriff im Verhältnis zum Genus, das ein allgemeinerer Begriff ist (NRV, 1989). Wir können sagen: Begriff *a* ist eine Spezies von Begriff *b*, wenn *a* das gleiche Merkmal hat wie *b*, aber daneben mindestens ein zusätzliches Merkmal. Ebenso können wir sagen: *b* ist ein Genus von *a*, wenn *a* eine Spezies von *b* ist (NRV, 1989).

Standard(definition). Eine Version des Standards, in der Kommentare und Ergebnisse der Erprobungsphase verarbeitet sind und die allgemein angewandt werden sollen (WCC, 1990).

Standardentwurf. Eine Version eines Standards, die zur Kommentierung an Vertreter der Zielgruppe und andere Fachleute gesandt wird (WCC, 1990).

Standard, vorläufiger. Eine Version des Standards, in der Kommentare verarbeitet sind und die in der Praxis geprüft wurde (WCC, 1990).

Taxonomie. Die wissenschaftliche Theorie vom Klassifizieren und von der Systematik (Van Dale, 1984). Im engeren Sinne: Die Wissenschaft vom Klassifizieren aller Lebewesen. Im weiteren Sinne: Die Gesamtheit der Klassifikationen all dessen, was existiert. (Anmerkung: Obwohl Klassifikation und Taxonomie nicht dasselbe sind, gebrauche ich beide Wörter bisweilen synonym.)

Terminologie. Die Menge aller Termini, die in einem bestimmten Fachgebiet benutzt werden (NRV, 1989).

Terminus oder Ausdruck. Ein Wort oder eine Wortgruppe, das/die für einen Begriff steht (NRV, 1989).

Überordnende oder superordinative Klassifikation. Eine Klassifikation, bei der zwischen Termini oder Konzepten ein Genus-Spezies-Verhältnis besteht. Das Genus ist der allgemeinere Begriff und der Spezies übergeordnet. Die Spezies ist eine Präzisierung des allgemeineren Begriffs und daher dem Genus untergeordnet. «Term or concept in a generic or hierarchical relation which ist divided into lower ranking (subordinate) concepts» (ICN, 1996).

Unterordnende oder subordinative Klassifikation. Synonym: *hierarchische Klassifikation* (siehe dort).(Siehe auch *überordnende oder superordinative Klassifikation.*). «Term or concept which can be grouped together with at least one more concept of the same level to form a higher ranking (superordinate) concept» (ICN, 1996).

Umfang. Eines Begriffs: die Menge aller Spezies mit gleicher Abstraktionsebene, die zu diesem Begriff gehören (NRV, 1989). Einer Variablen: Der Umfang/die Weite/die Ausdehnung einer Variablen (Segers, 1977).

Unabhängig. Das Einordnen eines Elements in eine Kategorie darf das Einordnen von Elementen in dieselbe oder in andere Kategorien nicht beeinflussen.

Unabhängige Merkmalstypen. Zwei Merkmalstypen sind unabhängig, wenn kein einziges Merkmal des einen Merkmalstyps ein Merkmal des anderen Merkmalstyps impliziert (NRV, 1989).

Validieren (von Klassifikationen oder Taxonomien). Mit Hilfe wissenschaftlicher Studien die Validität und Zuverlässigkeit sowie die *trustworthiness* (Vertrauenswürdigkeit) von Klassifikationen oder Taxonomien beurteilen.

Verrichtung. Eine professionelle, direkt patient-/klientbezogene Handlung im Rahmen des Pflegeberufs (NRV, 1996 b).

VISY. Pflegeabteilungs-Informationssystem: ein PIS.

Wellness nursing diagnosis. «A conclusion from assessment data which focuses on patterns of wellness, healthy responses, or client strength» (Stolte, 1994).

Literaturverzeichnis (niederl./engl.)

Soweit möglich werden die (meist englischen) Originalausgaben der benutzten Literatur genannt.

Allgemein

Unter dieser Rubrik wurden nur solche Titel aufgenommen, die sich nicht spezifisch den Themen Definieren und Klassifizieren, sowie NANDA, NIC, NOC und ICNP, ICIDH, CDV und CVvV zuordnen lassen.

Berg, M. (1996): Problemen en potenties van het protocol; De voorwaarden om protocollen positief in te zetten, In: Medisch Contact, 15 (11): 366–370.

den Boer, M.; A. Hettinga (1996): Curriculum HBO-V Groningen, In: Onderwijs en Gezondheidszorg, 20 (5): 107–111.

van den Brink-Tjebbes, J. A. (1987): Verpleging naar de maat; Een verplegingswetenschappelijke optiek. Lochem: De Tijdstroom.

Brouns, G. (1996[2]). Zelfzorgtheorie van Orem. Dwingeloo: Kavanah.

van der Bruggen (1995[3]): Verpleegkundige theorievorming in Nederland. Dwingeloo: Kavanah. Gekwalificeerd voor de toekomst. Eindrapport Commissie Kwalificatiestructuur (1996). Zoetermeer/Rijswijk: Ministerie van Onderwijs, Cultuur en Wetenschappen/Ministerie van Volksgezondheid, Welzijn en Sport.

Fawcett, J. (1995[3]): Analysis and evaluation of conceptual models of nursing. Philadelphia: Davis. Dt.: Pflegemodelle im Überblick. Verlag Hans Huber, Bern/Göttingen 1996.

Frederiks, C. M. A. (1996[2]): Epidemiologie. Dwingeloo: Kavanah.

Frederiks, C. M. A.; M. J. M. te Wierik (1998[3]): Verpleegkundig onderzoek. Dwingeloo: Kavanah.

Frederiks, C. M. A.; M. J. M. te Wierik (1995): Gegevensverzameling in de verpleegkunde. Dwingeloo: Kavanah.

Goossen, W. T. F. (1996[2]): Verpleegkundige informatiekunde. Dwingeloo: Kavanah. Dt.: Pflegeinformatik. Ullstein Medical, Wiesbaden 1998.

Goossen, W. T. F. (1997): Welke rol kan het EU Nightingale Project spelen in het Nederlands onderwijs aan verpleegkundigen? In: Proceedings Vista II Symposium, 27 juni 1997, St. Antonius Ziekenhuis Nieuwegein.

Goossen, W. T. F. (1998): Verpleegkundige informatica en verpleegkundige informatie systemen, In: Verpleegkundige classificaties in de praktijk. Zonder plaats (= Amsterdam) Broens & Oud, Maatschap voor Consult & Training, Synopsis congresboek, z. j. (=1998): 32–51.

Grotendorst, A. (1996): Een regionaal Raamleerplan, In: De Loper, 5: 8–10.

Grote Winkler Prins Encyclopedie (1980–1983). Amsterdam: Elsevier.

van Heese, A. (1996): Het besluitvormingsproces van verpleegkundigen in de klinische praktijk, In: Onderwijs en Gezondheidszorg, 20 (5): 90–94.

Houldin, A. D.; S. W. Saltstein & K. M. Ganley (1987): Nursing diagnoses for wellness. Philadelphia: Lippincott.

Huijer Abu-Saad, H. (1996): Verplegenden en verzorgenden; gekwalificeerd voor de toekomst, In: Nederlands Tijdschrift voor de Geneeskunde, 140 (47): 2323–2325.

Leininger, M. (1990): Issues, questions, and concerns related to the nursing diagnosis cultural movement from a transcultural nursing perspective, In: Journal of Transcultural Nursing, 2 (1): 23–32.

Leininger, M. (1991): Culture care, diversity and universality. New York: National League for Nursing Press. Dt.: Kulturelle Dimensionen menschlicher Pflege. Lambertus, Freiburg 1998.

van Lieshout, F.; J. Dikkers (1997): Het opleidingsstelsel nog eens verkend, In: TvZ Tijdschrift voor Verpleegkundigen, 14: 418–421.

Lincoln, Y. S.; Y. E. G. Guba (1985): Naturalistic inquiry. Newbury Park: Sage.

van Loon, J. (1998): De stand van zaken met betrekking tot het samenwerkingsverband IVVP, In: Verpleegkundige classificaties in de praktijk. Zonder plaats (= Amsterdam): Broens & Oud, Maatschap voor Consult & Training, Synopsis congresboek, z.j. (=1998): 63–72.

Martin, K. S.; N. J. Scheet (1992): The Omaha system. Application for community health nursing. Philadelphia: Saunders.

Philipsen, H. (1988): Gezondheidszorg als project en bejegening; Waarden ten aanzien van ziekte, gezondheid en samenleving. Maastricht: H. Philipsen, Rijksuniversiteit Limburg.

Saba, V. (1990): Home Health Care Classification (HHCC) of nursing diagnoses and interventions. Washington DC: Georgetown University, School of Nursing (Inleiding Classificatie voor de Thuiszorg, In: Handboek, A1800-1–5; Classificatie voor de Thuiszorg: verpleegkundige diagnoses en interventies, In: Handboek, A1810–129).

Schout, G. & M. Kaaijk (1998): Prognosticeren in de verpleegkunde: een exploratieve studie naar beroepsbepalende factoren, In: Handboek, C2300-1–14.

Standaard verpleegproblemen en -plannen (1998). Groningen: Wolters Noordhoff, Academisch Ziekenhuis Groningen.

Steinbusch, L. (1994): Kwaliteit van onderwijs in verpleegkundige diagnostiek. Maastricht: Rijksuniversiteit Limburg.

Steinbusch, L. (1995): Theorievorming over het leren diagnostiseren, In: Tijdschrift Methodiek Verpleegkunde. 4 (4): 25–33.

Steinbusch, L.; A. Strijbos; L. Hollands, Leren diagnostiseren, In: Onderwijs en Gezondheidszorg. 20 (5): 100–106.

Stevens, P. J. M. (1995): Methodiek van het verpleegkundig handelen. Leiden: Spruyt, Van Mantgem & De Does.

Stolte, K. M. (1996): Wellness nursing diagnosis for health promotion. Philadelphia: Lippincott.

Van Dale Groot woordenboek der Nederlandse taal (1984). Utrecht/Antwerpen: Van Dale Lexicografie.

Definieren und Klassifizieren

Benner, P.; Ch. A. Tanner; C. A. Chesla (1996): Expertise in nursing practice. New York: Springer. Dt.: Pflegeexperten und Pflegekompetenz. Verlag Hans Huber, Bern/Göttingen 2000.

van der Bruggen, H.; M. Groen (1997 a): Patient outcome; Naar definiering en classificering van resultaten van verpleegkundige zorg, In: Verpleegkunde, Nederlands Vlaams wetenschappelijk tijdschrift voor verpleegkundigen, 12 (2): 68–81.

van der Bruggen, H. & M. Groen (1997 b): Patient Outcome: Delphi survey for Definition and Classification. Maastricht: University Maastricht. Third Round Documents.

van der Bruggen, H.; M. Groen (1997 c): Definiering en classificering van patient outdomes I: Literatuuronderzoek, In: Handboek, C 1450-1–11.

Burgerhof, J. G. M. (1997): Methoden van valideren: een kritische beschouwing van Fehrings methode, In: Handboek, D20901-7.

Fehring, R. (1986): Validating diagnostic labels: Standardmethodology, In: M. Hurley (ed.) Classification of nursing diagnoses: Proceedings of the sixth conference. St. Louis: Mosby (Standaardmethode voor de valideing van diagnostische labels, In: Handboek, D2060-1–8).

Fehring, R. (1987): Methods to validate nursing diagnoses, In: Heart & Lung, 17: 625–629 (Methode voor validering van verpleegkundige diagnoses, In: Handboek, D2070-1–9).

Fehring, R. (1994): The Fehring model, In: R. M. Carroll-Johnson; M. Plaquette (eds.): Classification of nursing diagnoses: Proceedings of the tenth conference (Validering van verpleegkundige diagnoses: het Fehring-model, In: Handboek, D2050-1–11).

Groen, M.; H. van der Bruggen (1998): Definiering en classificering van patient outcomes II: Tussenrapport van een Delphi-onderzoek, In: Handboek, C1455-1–12.

Hamers, J. P.; H. Huijer Abu-Saad; R. Halfens (1993): Besluitvorming in de verpleegkunde: een literatuuronderzoek naar de wijze waarop verpleegkundige diagnistiseren, Verpleegkunde, Nederlands-Vlaams wetenschappelijk tijdschrift voor verpleegkundigen, 8 (2): 67–79.

Heerkens, Y. F. (1993): Oefensessie classificatie-ontwikkeling: classificatie van verpleegkundige diagnoses, In: Begrippenkader Verpleegkunde; Uniformering, classificatie, standaardisatie. Zoetermeer: Nationale Raad voor de Volksgezondheid. Nr. 174: 35–39.

Hirs, W. M. (1993): Praktische bruikbaarheid versus volledigheid van classificatie, In: Begrippenkader Verpleegkunde; Uniformering, classificatie, standaardisatie. Zoetermeer: Nationale Raad voor de Volksgezondheid. Nr. 174: 8–14.

Johannesma, J. C. M. (1993): Diagnostiek in de verpleegkunde; Proces en produkt. Houten: Bohn Stafleu Van Loghum.

Kerlinger, F. N. (1973): Foundations of behavioral research. New York: Holt, Rinehart, Winston.

Leih, P. & C. Salentijn (1991): Verpleegkundige diagnoses: Betekenis, classificatie en vragen, In: Verpleegkunde, Nederlands-Vlaams wetenschappelijk tijdschrift voor verpleegkundigen, 6 (1): 3–10.

Lévi-Strauss, C. (1962): La pensée sauvage. Paris: Plon. Dt.: Das wilde Denken. Suhrkamp, Frankfurt 1973.

Ritvo, H. (1997): The platypus and the mermaid, and other figments of the classifying imagination. Cambridge: Harvard University Press.

Segers, J. H. G. (1977): Sociologische onderzoeksmethoden. Assen: Van Gorcum.

Sparks, S. M.; T. Lien-Gieschen (1994): Modification of the diagnostic content validity model, In: Nursing Diagnosis, 5 (1): 31–35 (Herziening van het DCVmodel: In: Handboek, D2080-1–8).

NANDA, NIC und NOC

Ackley, B. J. (1997[3]): Nursing diagnosis handbook, a guide to planning care. St. Louis: Mosby.

Aydelotte, M. K.; K. Hope Peterson (1987): Nursing taxonomies: State of the art, In: A. M. McLane, Classification of nursing diagnoses; Proceedings of the seventh Conference. St. Louis: Mosby, 1–16.

Blegen, M. A.; T. Tripp-Reimer (1997): Implications of nursing taxonomies for middlerange theory development, In: Advances in Nursing Science, 19 (3): 3749.

Brouns, G. (1997): NANDA verpleegkundige Diagnoses; definities en classificatie 1995–1996, recensie In: Verpleegkunde; Nederlands-Vlaams wetenschappelijk tijdschrift voor verpleegkundigen, 12 (4): 237–238.

Bruggink, G. K.; L. Regeer (red.) (1992): Verpleegkundige diagnostiek in Nederland: De eerste stap. Amsterdam: LEO Verpleegkundig Management/Groningen: IGNN (m. m. v. Y. van der Brug).

Carpenito, L. J. (1991): The NANDA definition of nursing diagnosis, In: R. M. Carroll-Johnson (ed.): Classification of Nursing Diagnoses: Proceedings of the Ninth Conference North American Nursing Diagnosis Association (pp. 65–71). Philadelphia: Lippincott.

Carpenito, L. J. (1993): Handbook of nursing diagnoses. Philadelphia: Lippincott. (Zakboek verpleegkundige diagnosen. Groningen: Wolters-Noordhoff, 1998, vertaling en bewerking: A. Brinksma, M. van der Cingel, F. Hellema, G. Jansen, R. Kleve, R. Nieweg).

Carpenito, L. J. (1993[5]/1999[8]): Nursing diagnosis: application to clinical practice. Philadelphia. Lippincott.

Daly, J. M. (1993): NIC interventions linked to NANDA diagnoses. Iowa City: The University of Iowa, Iowa Intervention Project.

Daly, J. M. (1997): How Nursing Interventions Classification fits in the Patient Information System Patient Core Data Set, In: Computers in Nursing, 15 (2): S. 77–S. 81.

Daly, J. M.; M. L. Maas; M. Johnson, Nursing Outcomes. Claisification: An essential element in data sets for nursing and health care effectiveness, In: Computers in Nursing, 15 (2): S. 82–S. 86.

D'Meza Leuner, J.; A. Keiran Manton; D. Bagnell Kelliher; S. P. Sullivan; M. Doherty (1990): Mastering the nursing process: a case method approach. Philadelphia: Davis.

Dyer, J. G.; C. M. Taylor; S. M. Sparks (1995): Psychiatric nursing diagnoses. Bethlehem Pike: Springhouse.

Evers, G. C. M. (red.) (1993): Verpleegkundige registratie, Alphen aan den Rijn: Samsom/Tjeenk Willink.

Ferry, R. S. (1994): Care planning for the older adult: nursing diagnosis in long-term care. Philadelphia: Saunders.

Gordon, M. (1987[1], 1994[3]): Nursing diagnoses, process and application. New York: McGraw-Hill. (Verpleegkundige diagnostiek: proces en toepassitig. Utrecht: Lemma, 1995).

Gordon, M. (1997[8]): Manual of nursing diagnosis, 1997–1998. St. Louis: Mosby (Handleiding verpleegkundige diagnostiek 1997–1998. Utrecht: De Tijdstroom, 1997). Dt.: Handbuch Pflegediagnosen. Ullstein medical 1998.

Gulanick, M.; A. Klopp; S. Galanes; D. Gradishar, M. Knoll Puzas (eds.) (1990): Nursing care plans: nursing diagnosis & intervention. St.Louis: Mosby.

Guzetta, C. E.; S. D. Bunton; L. A. Prinkey; A. P. Sherer; P. C. Seifert (eds.) (1989): Clinical assessment tools for use with nursing diagnosis. St.Louis: Mosby.

Hoskin, L.; M. Kerr; J. Fitzpatrick; J. Warten; K. Avant; L. Carpenito; M. Hurley; D. Jacob; M. Lunney; W. Mills; B. Rottkamp (1992): Axes: focus of Taxonomy II, In: Nursing Diagnosis 3 (3): 117–23 (Taxonomie II: de assen, In: Handboek, D1320–112).

Iowa Intervention Project (1996): NIC interventions linked to Omaha System Problems. Iowa City: Iowa Intervention Project.

Iyer, P.; N. H. Camp (1994): Patient outcomes in medical-surgical nursing. Bethlehem Pike: Springhouse.

Iyer, P.; L. E. Rowland (1994): Patient outcomes in maternal-infant nursing. Bethlehem Pike: Springhouse.

Iyer, P.; G. R. Whitis (1994): Patient outcomes in pediatric nursing. Bethlehem Pike: Springhouse.

Johnson, M.; M. Maas (1994): Nursing focused patient outcomes, In: J. McCloskey; H. C. Grace, Current issues in nursing. St. Louis: Mosby, pp 136–142 (Resultaten bij de patient vanuit verpleegkundig perspectief: een uitdaging voor de jaren negentig, In: Handboek, A5050-1–15).

Johnson, M.; M. Maas (1997): Nursing Outcomes Classification (NOC). St.Louis: Mosby.

Johnson, M.; M. Maas (1998): The Nursing Outcomes Classification, In: Journal of Nursing Care Quality, 12 (5): 9–20.

Kerr, M.; L. M. Hoskins; J. J. Fitzpatrick; J. J. Warren; K. C. Avant; L. Carpenito; M. Hurley; D. Jacob; M. A. R. N. Lunney; W. C. Mills; B. C. Rottkamp (1992): Development of definitions for Taxonomy II, In: Nursing Diagnosis, 3 (2): 65–71 (Ontwikkeling van definities voor Taxonomie II, In: Handboek, D1310-1–11).

Kerr, M.; L. M. Hoskins; J. J. Fitzpatrick; J. J. Warren; K. C. Avant; M. Hurley; M. Lunney; W. C. Mills; B. C. Rottkamp (1993): Taxonomic Validation: An overview, In: Nursing Diagnosis, 4 (1): 6–14.

McCloskey, J. C.; G. M. Bulechek (1992/1996): Nursing Interventions Classification. St. Louis: Mosby. Dt.: Pflegeinterventionsklassifikation. Verlag Hans Huber, Bern/Göttingen 2000 (Plan).

McCloskey, J.; G. Bulechek (1994): Standardizing the language for nursing treatments: An overview of the issues, In: Nursing Outlook, 42 (2): 56-63 (Standaardisering van de taal van verpleegkundige interventies, In: Handboek, A 1450-1–13).

McCloskey, J.; G. M. Bulechek (1997): Verpleegkundige interventies. Maarssen: Elsevier/ De Tijdstroom. (Zie ook Handboek, A1550-1–39).

McFarland, G. K.; E. A. McFarlane (1997[3]): Nursing diagnosis & intervention: planning for patient care. St.Louis: Mosby.

McFarland, G. K.; M. D. Thomas (1991): Psychiatric mental health nursing: application of the nursing process. Philadelphia: Lippincott.

McFarland, G. K.; E. L. Wasli; E. K. Gerety (19963): Nursing diagnoses & process in psychiatric mental health nursing. Philadelphia: Lippincott.

NANDA Verpleegkundige Diagnoses. Definities en Classificatie 1997–1998 (1997). Houten: Bohn Stafleu Van Loghum. Dt.: NANDA-Pflegediagnosen – Definitionen und Klassifikation. Verlag Hans Huber, Bern/Göttingen 2000.

The NIC taxonomy structure (1993): In: Image, 25 (3): 187–192 (De structuur van de NIC-taxonomie, In: Handboek, A 15001–12).

North American Nursing Diagnosis Association (1990). Taxonomy I revised-1990 with official nursing diagnoses. Philadelphia: NANDA.

Pelletier, R. L. (1987): Psychiatric nursing: case studies, nursing diagnosis and care plans. Bethlehem Pike: Springhouse.

Pender, N. J. (1989): Languaging a health perspective for NANDA taxonomy on research and theory, In: R. M. Caroll-Johnson (ed.). Proceedings of the Eighth Conference North American Nursing Diagnosis Association (pp. 31–36). Philadelphia: Lippincott.

Schultz, J. M.; S. Dark Videbeck (1994): Manual of psychiatric nursing care plans. Philadelphia: Lippincott.

Stolte, K. (1994): Health-oriented nursing diagnosis: Development and use, In: R. M. Carroll-Johnson & M. Paquette (eds.) Classification of Nursing Diagnosis: Proceedings of the 10th Conference North American Nursing Diagnosis Association (pp. 143–148). Philadelphia: Lipincott.

Taylor, C. M.; S. M. Sparks (1993): Nursing diagnosis cards. Bethlehem Pike: Springhouse.

Warren, J. J. (1991): Implications for introducing axes into a classification system, In: R. M. Carroll-Johnson (ed.): Classification of Nursing Diagnosis: Proceedings of the Ninth Conference North American Nursing Diagnosis Association (pp. 38–43). Philadelphia: Lippincott. (Implicaties van het gebruik van een assenstelsel in een classificatiesysteem, In: Handboek, D2100-1–9).

Warren, J. J.; L. M. Hoskins (z.j., wsch. 1990): NANDAs Nursing Diagnosis Taxonomy: A Nursing Database, In: an emerging framework: Data system advances for clinical nursing practice. Washington, American Nurses Association.

ICNP

Clark, J.; N. Lang (1992): Nursings next advance: an international classification for nursing practice, In: International Nursing Review, 39 (4): 109–112. (De volgende stap: een internationale classificatie voor de verpleegkundige beroepsuitoefening, In: Handboek, G4100-1e. v.).

Clark, J.; N. Lang (1997): The International Classification for Nursing Practice (ICNP): nursing outcomes, In: International Nursing Review, 44 (4): 121–124. (Classificatie van verpleegkundige zorgresultaten voor de ICNP, In: Handboek, G4350-1–7).

Dangerous trends in use of nursing classification systems, warns participants at Asia-Pacific ICNP meeting (1996): In: International Nursing Review, 43 (2): 37. (Gevaarlijke trends in de toepassing van verpleegkundige classificatiesystemen, In: Handboek, G4250-1–2).

Eurlings, F. W. A. A.; C. A. M. Goverde (1998): Verpleegkundige classificatie in de praktijk, de ICNP in het AZVU, In: Verpleegkundige classificaties in de praktijk. Zonder plaats (= Amsterdam): Broens & Oud, Maatschap voor Consult & Training, Synopsis congresboek, z.j. (=1998): 85–92.

ICNP team drafts new definitions (1995): In: International Nursing Review, 42 (5): 134. (Nieuwe ICNP-definities, In: Handboek, G4150-1.)

International Council of Nurses (1993): Nursing's Next Advance: An International Classification – for Nursing Practice (ICNP). A Working Paper. Geneva, International Council of Nurses.

International Council of Nurses (1996): The International Classification for Nursing Practice: A Unifying Framework. The Alpha Version. Geneva, International Council of Nurses.

International Council of Nurses (1998): Update-ICNP Emerging, Beta Version. Geneva: International Council of Nurses.

Nielsen, G. H.; R. Mortensen (1996): The architecture for an International Classification for Nursing Practice (ICNP), In: International Nursing Review, 43 (6): 175–82. (De opbouw van de International Classification for Nursing Practice (ICNP), In: Handboek, G4300-1–17).

Wake, M. M.; M. Murphy; F. A. Affara; N. M. Lang, e. a. (1993): Towards an international classification for nursing practice: A literature review and survey, In: International Nursing Review 40 (3): 77–80. (Op weg naar classificatie voor de verpleegkundige beroepspraktijk: literatuuronderzoek en enquete, In: Handboek, G4200-l–6).

ICIDH, CDV, CVvV

Albersnagel, E.; Y. van der Brug (1997): Diagnosen, resultaten en interventies. Groningen: Wolters-Noordhoff.

van der Brug, Y.; J. Tjepkema (1998): ICIDH in de verpleegkunde; Sets diagnostische termen. Amsterdam: Academisch Medisch Centrum.

Halfens, R. (1997): Vooronderzoek verpleegkundige interventies, classificaties en definities, recensie In: Verpleegkunde, Nederlands-Vlaams wetenschappelijk tijdschrift voor verpleegkundigen, 12 (1): 51–53.

de Klein-de Vrankrijker, M. W. (1993): De Internationale Classificatie van Stoornissen, Beperkingen en Handicaps (ICIDH), In: Begrippenkader Verpleegkunde; Uniformering, classificatie, standaardisatie. Zoetermeer: Nationale Raad voor de Volksgezondheid. Nr. 174: 15–22.

Ten Napel, H. (1995): De relatie diagnosen/ICIDH, In: 20 Jaar WCC; Verslag van een conferentie op 30 september 1994. Zoetermeer: Nationale Raad voor de Volksgezondheid. Nr 205: 129–133.

Ten Napel, H. & H. van der Bruggen (1993/94): Het Nederlands verpleegkundig begrippenkader in registratie- en rapportagesystemen, In: Verpleegkunde, Nederlands-Vlaams, wetenschappelijk tijdschri voor verpleegkundigen, 8 (4): 223–231.

Nationale Raad voor de Volksgezondheid (1988): De ICIDH, een classificatie van de gevolgen van ziekten en aandoeningen. Zoetermeer: Nationale Raad voor de Volksgezondheid. Nr. 83.

Nationale Raad voor de Volksgezondheid (1989): Voorlopige WCC-standaard, Termen voor Classificaties en Definities. Zoetermeer: Nationale Raad voor de Volksgezondheid. Nr 109. [Draft WCC-standard Terms for Classifications and Definitions. Nr 113.]

Nationale Raad voor de Volksgezondheid (1991): Avies eenduidig verpleegkundig begrippenkader. Zoetermeer: Nationale Raad voor de Volksgezondheid. Nr. 18/91.

Nationale Raad voor de Volksgezondheid (1994): Tussen care en cure; Advies over een referentiekader voor beleid. Zoetermeer: Nationale Raad voor de Volksgezondheid. Nr. 27/94.

Nationale Raad voor de Volksgezondheid (1993). Vooronderzoek eenduidig verpleegkundig begrippenkader. Standaarddefinities en -classificaties. Zoetermeer: Nationale Raad voor de Volksgezondheid. Nr. 179.

Nationale Raad voor de Volksgezondheid, H. Ten Napel (1996a): Ontwerp WCC-standaard Classificatie van Diagnostische termen voor de Verpleegkunde. Zoetermeer: Nationale Raad voor de Volksgezondheid. Nr. 221.

Nationale Raad voor de Volksgezondheid (1996b): Vooronderzoek verpleegkundige interventies, classificaties en definities. Zoetermeer: Nationale Raad voor de Volksgezondheid. Nr. 235.

Raad voor de Gezondheidszorg TNO (1981): Internationale Classificatie van Stoornissen, Beperkingen en Handicaps 1980. Voorburg: Werkgroep Classificaties en Coderingen, Classificatie Ontwikkelings Groep Gehandicapten.

World Health Organization (1980, repr. 1993): International Classification of Impairments, Disabilities and Handicaps (ICIDH). A manual of classification relating to the consequences of disease. Geneva: World Health Organization. Dt.: ICIDH. Ullstein Mosby, Berlin/Wiesbaden 1995.

World Health Organization (1992): International statistical classification of diseases and health related problems; tenth revision (ICD-10). Geneva: World Health Organization.

World Health Organization (1997): ICIDH-II, International Classification of Impairments, Activities and Participation; A manual of dimensions of disablement and functioning (beta-1 draft). Geneva: World Health Organization.

Zwezerijnen-Halberstma, J. (1997): De International Classification of Impairments, Activities and Participation (ICIDH-2), In: Nieuwsbrief Handboek, 1 (3): 3.

Literaturverzeichnis – Pflegeklassifikationen, -diagnosen, -interventionen und -ergebnisse <dt.>

Fachbücher

Arets, J.; Obex, F.; Vaessen, J.; Wagner, F. (1999): Professionelle Pflege 1. Huber, Bern/Göttingen.

Bienstein, Ch.; Schröder, G.; Neander, K.-D. (1997): Dekubitus. Thieme, Stuttgart.

Brobst, R. et al. (1996): Der Pflegeprozess in der Praxis. Huber, Bern/Göttingen.

Bruijns, S.; Buskop-Kobussen, M. (1999): Pflegediagnosen und -interventionen in der Kinderkrankenpflege. Urban & Fischer, München.

Corr, D.; Corr, M. (1992): Gerontologische Pflege. Huber, Bern/Göttingen [vergr.].

Collier, I.; McCash, K. E.; Bartram, J. M. (1998): Arbeitsbuch Pflegediagnosen. Ullstein Medical, Wiesbaden.

Doenges, M.; Moorhouse M. F. (2002): Pflegediagnosen und Maßnahmen. Huber Bern/Göttingen (3. Auflage).

Ehmann, M.; Völkle, I. (2000): Pflegediagnosen in der Altenpflege. Urban & Fischer, München.

Evers, G. (1998): Theorien und Prinzipien der Pflegepraxis. Ullstein Medical, Wiesbaden.

Farran, C. J.; Herth, K. A.; Popovich, J. M. (1998): Hoffnung und Hoffnungslosigkeit. Ullstein Medical, Wiesbaden.

Fischer, W. (1997): Patientenklassifikationssysteme zur Bildung von Behandlungsfallgruppen im stationären Bereich. Bern.

Fischer, W. (1999): Die Bedeutung von Pflegediagnosen in Gesundheitsökonomie und Gesundheitsstatistik. Wolfertswil.

Fischer, W. (1999): Diagnosis Related Groups (DRGs) im Vergleich zu den Patientenklassifikationssystemen in Österreich und Deutschland. Wolfertswil.

Garms-Homolovà, V.; Gilgen, R.; InterRAI (2000): RAI 2.0. Huber, Bern.

Garms-Homolovà, V. (Hrsg.) (2002): Assessment in der häuslichen Versorgung und Pflege. Huber, Bern.

Gordon, M., Bartolomeyczik, S. (2001): Pflegediagnosen – Prozess und Anwendung. Urban & Fischer, München.

Gordon, M. (2001): Handbuch Pflegediagnosen. Urban & Fischer, München.

Goosen, W. T. F. (1998): Pflegeinformatik. Ullstein Medical, Wiesbaden.

Höhmann, U. (1995): Pflegediagnosen – Irrweg oder effektives Instrument professioneller Pflegepraxis. DBfK, Eschborn.

ICN (2002): Internationale Klassifikation der Pflegepraxis (ICNP). Huber, Bern.

Jaffe, M. S. (2000): Pflegeassessment, -diagnosen und -interventionen in der ambulanten Pflege. Huber, Bern.

Johnson, M.; Maas, M.; Moorhead, S. (2003): Pflegeergebnisklassifikation. Huber, Bern (Plan).

Käppeli, S. (Hrsg.) (1998): Pflegekonzepte 1. – Phänomene im Erleben von Krankheit und Umfeld. Huber, Bern/Göttingen.

Käppeli, S. (Hrsg.) (1999): Pflegekonzepte 2. – Phänomene im Erleben von Krankheit und Umfeld. Huber, Bern/Göttingen.

Käppeli, S. (Hrsg.) (2000): Pflegekonzepte 3. – Phänomene im Erleben von Krankheit und Umfeld. Huber, Bern/Göttingen.

Kim, M. J.; McFarland, G. K.; McLane, A. M. (1999): Pflegediagnosen und Pflegeinterventionen. Ullstein Medical.

Kollak, I.; Georg, M. (Hrsg.) (1999): Pflegediagnosen: Was leisten sie – was nicht? Mabuse, Frankfurt.

Kraut, D.; Kasper, M. (2000): Atmung und Atemtherapie. Huber, Bern/Göttingen.

Kruijswijk Jansen, H.; Mostert, H. (1997): Pflegeprozess. Ullstein Mosby, Berlin/Wiesbaden.

Matthesius, R. G. et al. (Hrsg.) (1995): ICDIH. Ullstein Mosby, Berlin/Wiesbaden.

McCloskey, J. C.; Bulecheck, G.M. (2002): Pflegeinterventionsklassifikation. Huber, Bern (Plan).

Mortensen, R. (1998): Pflegediagnosen. Hüthig, Heidelberg.

NANDA (2001): Pflegediagnosen – Klassifikation 2001–2002. Huber, Bern (Plan).

Needham, I (1988): Pflegeplanung in der Psychiatrie. Recom, Basel.

Norton, Ch (1999): Praxishandbuch Inkontinenz. Urban & Fischer, München.

Oud, N. (Hrsg.) (2001): ACENDIO. Huber, Bern.

Oud, N. (Hrsg.) (2002): ACENDIO 2002. Huber, Bern.

Philipps, J. (2001): Dekubitus und Dekubitusprävention. Huber, Bern.

Powers, P. (1999): Der Diskurs der Pflegediagnosen. Huber, Bern.

Reimer, W.; Fueller, F. (1998): Der Pflegeprozess. Universitätsverlag Ulm.

Reimer, W.; Fueller, F. (2000): Das kleine Pflegediagnosenbuch. Universitätsverlag Ulm.

Salter, M. (1998): Körperbild und Körperbildstörungen. Ullstein Medical, Wiesbaden.

Stefan, H.; Allmer, F. et al (2001): Praxis der Pflegediagnosen. Springer, Wien/New York.

Tideiksaar. R. (2000): Stürze und Sturzprävention. Huber, Bern/Göttingen.

Townsend, M. (2000): Pflegediagnosen in der psychiatrischen Pflege. Huber, Bern/Göttingen (2. Aufl.).

V. d. Weide, M. (2001): Inkontinenz – Pflegediagnosen und -interventionen. Huber, Bern/Göttingen.

Walker, L.; Avant, K. (1998): Theoriebildung in der Pflege. Ullstein Mosby, Berlin/Wiesbaden.

Fachzeitschriftenartikel

Abderhalden, Ch.: Pflegediagnosen und Professionalisierung. ÖKZ (1999) 11: 26–29.

Anderegg-Tschudin, H.: Vom komplexen Zusammenhang zwischen Pflegediagnostik und Pflegemanagement. Pflege, 12 (1999) 4: 216–222.

Arm, F.: Pflegediagnose muss einbezogen werden! (Interview). Krankenpflege (1994) 10: 64–65.

Bauer, S.: Pflegediagnosen – Eine amerikanische Entwicklung und die Prüfung der Frage: «Sind Pflegediagnosen in der Krankenpflege in Deutschland möglich?» Wuppertal 1996.

Bauer, S.: Pflegediagnosen in der deutschen Krankenpflege. PflegeManagement (1997) 10: 9–17.

Boudjakdjian, S.: Pflegediagnosen – Pflegeplanung bei einer Patientin mit Herzinsuffizienz. Kinderkrankenschwester (1998) 11: 484–487.

Brechbühler, M.: Sinn und Unsinn von Pflegediagnosen. Krankenpflege, (1999) 4: 10–14.

Buckley-Viertel, D.: Bedarfseinschätzung als Grundlage des Pflegeprozesses. Pflegezeitschrift, (1995) 2: 87–89.

Büsch, D.: Pflegediagnosen, Sphinx, Alptraum, gefährliches oder sinnvolles Instrument. Mitteilungen Evg. Fachverband der Kranken- und Sozialpflege. Stuttgart (1996) 10: 27–29.

Clift, J.: Internationale Klassifikationssysteme. Pflege aktuell 48 (1994) 10: 594–595.

Chang, R.: Pflegediagnosen und die Konstruktvalidität von Schmerz, Selbstpflegedefizit und eingeswchränkter körperlicher Möbilität. Pflege & Gesellschaft, (1999) 5: 25–32.

DBfK: Bausteine der Pflegepraxis: Pflegeprozeß – Pflegeplanung – Eine praktische Einführung. DBfK LV Bayern 1996.

de Gautard, A.: Pflegediagnose, die etwas andere Sicht. Krankenpflege Soins Infirmiers (1992) 4: 66–70.

Evers, G. C. M.: Pflegediagnosen – Bedeutung für die Praxis und Professionalisierung der Pflege. In: Höhmann, U. (1995): Pflegediagnosen – Irrweg oder effektives Instrument professioneller Pflegepraxis. DBfK, Eschborn.

Evers, G. C. M.: Pflegediagnosen. In: Theorien und Prinzipien der Pflegekunde. Ullstein Mosby, Berlin/Wiesbaden 1997.

Friesacher, H.: Pflegediagnosen und International Classification for Nursing Practice (ICNP). Eine Analyse von Klasssifikationssystemen in der Pflege. Dr. med. Mabuse 23 (1998) 112: 33–37.

Friesacher, H.: Verstehende, phänomenologisch-biographische Diagnostik. Dr. med. Mabuse 24 (1999) 120: 54–60.

Friesacher, H.: Bedeutung und Möglichkeit von Diagnostik und Klassifikation in einer praktischen Wissenschaft. In: Kollak, I.; Georg, M. (Hrsg.): Pflegediagnosen: Was leisten sie – was nicht? Mabuse, Frankfurt 1999.

Garms-Homolovà, V.: RAI und Pflegediagnosen. In: Kollak, I.; Georg, M. (Hrsg.): Pflegediagnosen: Was leisten sie – was nicht? Mabuse, Frankfurt 1999.

Georg, J.: Erkennen – Benennen – Beurteilen. Pflegediagnosen – Eine Einführung in ein neues Konzept. Pflege aktuell 48 (1994) 10: 586–588.

Georg, J.: Wie erstellt man eine Pflegediagnose? In: Bienstein, Ch.; Zegelin, A.: Pflegekalender '95. Ullstein Mosby, Berlin/Wiesbaden 1994.

Georg, J.: Nursing Diagnosis – the first steps in Germany. In: Mortensen, Randi: Proceedings of the first European Conference of Nursing Diagnosis – Creating a European Platform. DIHNR, Copenhagen 1995.

Georg, J.; Stankowski, J.: Pflegediagnosen – Entwicklung – Gegenstand – Bedeutung. Die Schwester/Der Pfleger 34 (1995) 3: 128–134.

Georg, J.: Pflegediagnosen als Mittel zur Qualitätssicherung. Hessisches Sozialministerium – Pflegereferat. Wiesbaden 1997.

Georg, J.: Pflegediagnosen – Verbindung von Forschung und Praxis. Forum Sozialstation 21 (1997) 87 Juni 38–42.

Georg, J.: Pflegediagnosen bei Bewegungseinschränkungen. In: Duijfjes, J., Georg, J., Frowein, M.: Heben – Tragen – Mobilisieren. Ullstein Mosby, Berlin/Wiesbaden 1997.

Georg, J.: Pflegeklassifikationssysteme. In. Zegelin, A. (Hrsg.) Sprache und Pflege. Ullstein Mosby, Berlin/Wiesbaden 1997.

Georg, J.: Pflegediagnosen in der Intensivpflege. Plexus. 6 (1998) 3.

Georg, J.: Pflegediagnosen – Ein effektives Instrument der Pflegepraxis. MDK-Baden Württemberg, Stuttgart 1997.

Georg, J.: Psychische und physische Situation des Stomapatienten – am Beispiel der Pflegediagnose Körperbildstörung. In: Peters-Gawlik, M.: Praxishandbuch Stomapflege. Ullstein Medical, Wiesbaden 1998.

Georg, J.: Einführung in «Pflegestandards in der Neurologie». In Tucker, S. M.: Pflegestandards in der Neurologie, Ullstein Medical Verlag, Wiesbaden 1998.

Georg, J.: Einführung in «Pflegestandards Onkologie». In Tucker, S. M.: Pflegestandards in der Onkologie, Ullstein Medical Verlag, Wiesbaden 1998.

Georg, J.: Wie erstellt man eine Pflegediagnose? In: Georg, J. Pflege 2000. Huber-Pflegekalender. Huber, Bern/Göttingen 1999.

Georg, J.: Pflegediagnosen. Fernstudiengang Pflege, FH Jena, Jena 1999.

Georg, J.: Einführung in die Arbeit mit Pflegediagnosen. Fernstudiengang Pflege, FH Jena, Jena 1999.

Georg, J.: Pflegediagnosen und Pflegetheorie. Fernstudiengang Pflege, FH Jena, Jena 1999.

Grevelt, L.: Pflegediagnosen und Erscheinungsformen von Pflegediagnosen in einem deutschen Krankenhaus am Beispiel der Diagnosen – veränderte Mundschleimhaut und beeinträchtigte Hautintegrität. Humboldt Universität, Berlin 1994.

Haase, G., N.: Entwicklung von Pflegediagnosen. In: Höhmann, U. (1995): Pflegediagnosen – Irrweg oder effektives Instrument professioneller Pflegepraxis. Eschborn.

Hayer, H.: Pflegediagnosen. ÉKZ, (1999) 3: 28–33.

Heering Ch.: Konzeptuelle Überlegungen und Erfahrungen zur Integration der Pflegediagnostik in Curricula der Pflegeausbildung. PflegePädagogik (1999) 3: 21–24.

Höhmann, U.: Der erste deutsche Kongreß für Pflegediagnosen. Pflege aktuell 48 (1994) 7/8: 451.

Höhmann, U.: Pflegediagnosen – Babylonische Sprachverwirrung. Der Versuch einer Begriffserklärung. Pflege aktuell 48 (1994) 10: 582–584.

ICN: Entwicklung einer internationalen Klassifikation pflegerischer Praxis (ICNP). In: Höhmann, U. (1995): Pflegediagnosen – Irrweg oder effektives Instrument professioneller Pflegepraxis. Eschborn.

Jasinsky, S.: Pflegediagnosen – Sinn oder Unsinn? Die Schwester/Der Pfleger 34 (1995) 3: 10–11.

Kämmer, K.: Atemarbeit im Pflegealltag. Pflege aktuell 48 (1994) 5: 315–318.

Kämmer, K.; Huhn, S.: Pflegepraktische Fortbildung für die Häusliche Pflege. Teil 3: Pflegediagnose – Dekubitusrisiko. Häusliche Pflege (1999) 3: 9–12.

Käppeli, S.: Pflegediagnosen in der Akutpflege. Pflege 8 (1995) 2: 113–120.

Käppeli, S. (Hrsg.): Pflegekonzepte Band 1. Huber, Bern/Göttingen 1998.

Käppeli, S. (Hrsg.): Pflegekonzepte Band 2. Huber, Bern/Göttingen 1999.

Kean, S.: Pflegediagnosen: Fragen und Kontoversen. Pflege, 12 (1999) 4: 209–215.

Kesselring, A.: Psychosoziale Pflegediagnostik: Eine interpretativ-phänomenologische Perspektive. Pflege, 12 (1999) 4: 223–228.

König, P.: Entstehung, Entwicklung und Aufbau von Pflegediagnosen. In: Kollak, I.; Georg, M. (Hrsg.): Pflegediagnosen: Was leisten sie – was nicht? Mabuse, Frankfurt 1999.

Kollak, I.: USA: Pflegekompetenz, Pflegediagnostik und Pflegeausbildung. Pflegemanagement (1993) 3: 9–16.

Kollak, I.; Huber, A.: Pflegediagnose kontrovers. Heilberufe 48 (1996) 4: 18–21.

Kollak, I.: Pflegediagnosen – Was leisten sie, was leisten sie nicht? In: Kollak, I.; Georg, M. (Hrsg.): Pflegediagnosen: Was leisten sie – was nicht? Mabuse, Frankfurt 1999.

Kürzel, E.: International Classification of Nursing Practice. Entwicklung einer eigenen Pflegefachsprache. ÖKZ, (1998) 8: 10–11.

N. N.: Pflegediagnosen – Ihre Bedeutung für die Eigenständigkeit der Pflege? Kinderkrankenschwester, (1996) 6: 224–225.

N. N.: Einbindung der Pflegediagnosen in den Pflegeprozeß. Die Schwester/Der Pfleger (1996) 10: 954–955.

N. N.: Pflegediagnosen – auf unsere Verhältnisse anpassen! Erfahrungen mit amerikanischen Pflegediagnosen. Krankenpflege (1997) 2: 14–19.

N. N.: Gesundheitsstatistische Daten der Pflege. Projekt «Nursing Data». Nova (1998) 12: 31.

Nolte, A.: Was leisten Pflegediagnosen? Heilberufe, (1998) 38–39.

O'Neil-Mundinger, M; Dotterer-Jauron, G.: Entwicklung einer Pflegediagnose. ÖKZ, (1979) 9: 261–266.

Pape, R.: Ein Trojanisches Pferd in der Pflege? Pflegediagnosen und ihr theoretisches Umfeld. Pflege 9 (1996) 3: 216–220.

Powers, P.: Pflegediagnosen aus diskursanalytischer Sicht. In: Kollak, I.; Georg, M. (Hrsg.): Pflegediagnosen: Was leisten sie – was nicht? Mabuse, Frankfurt 1999.

Schädlich, H.: Internationaler Kongress: Pflegediagnosen … Schweizer Spital, (1999) 5: 30–31.

Schaefer, M.; Böer, B.: Erfahrungen mit Pflegediagnostik im Ausbildungsalltag. Pflege Pädagogik, (1999) 3: 25–28.

Schmid, G.: Einbindung der Pflegediagnosen in den Pflegeprozeß. Die Schwester/Der Pfleger 35 (1996) 10: 954–955.

Schnepp, W.: Pflegediagnosen: Voraussetzungen, Entwicklung und Grenzen. Pflege aktuell 48 (1994) 12: 730–731.

Schwarz Govaers, R.: Einführung in das Lernen von Pflegekonzepten/-diagnosen in der Ausbildung. PflegePädagogik, (1998) 10: 4–10.

Sensmeyer, A.: 1. Kongreß Pflegediagnosen in Köln. BALK-Informationen, Flensburg 6 (1995) 17: 67–69.

Setteln-Strub, Ch.: Der Diagnostische Prozeß bei der Pflege. Pflege 10 (1997) 1: 35–42.

Sieber, A.: Die Stellung der Pflegediagnose im Pflegeprozeß. ÖKZ, (1996) 6: 29–31.

Spindler, B.: Erfahrungen mit Pflegediagnosen in den USA. Österreichische Kranken-pflegezeitschrift (1995) 5: 16–17.

Stefan, H.; Allmer, F.: Mit Pflegediagnosen in die Zukunft. LAZARUS. (1997) 9: 10–12.

Steffen-Bürgi, B.; Baldegger, E.: Die Lebenswelt der Patienten einbeziehen! Pflegediagnostik. Krankenpflege, (1997) 11: 10–15.

Steppe, H.: Pflegediagnosen – Auswirkung auf Pflegekonzepte. Implikationen für die Praxis. In: Höhmann, U. (1995): Pflegediagnosen – Irrweg oder effektives Instrument professioneller Pflegepraxis. Eschborn.

Steuer, B.: Die Pflegepraxis muss vergleichbar werden. 2. Internationale Fachtagung «Pflegediagnosen». Pflegezeitschrift (1999) 12: 840–843.

Verworner, H.: Wichtig für den Pflegeprozeß ist die Pflegedokumentation. ÖKZ, (1997) 1: 18–21

Vogel, R.; Kästner, B.; Bossard, S.: Pflegediagnosen bei beatmeten Patienten – Eine Methode pflegerischer Problemlösung. Pflege aktuell 48 (1994) 10: 589–592.

Vogel, R.: Problemerkennung durch Systemanalyse und Pflegediagnosen. Erfahrungen auf einer Intensivstation. In: Höhmann, U. (1995): Pflegediagnosen – Irrweg oder effektives Instrument professioneller Pflegepraxis. Eschborn.

Ulmer, E.: Pflegediagnosen und medizinische Diagnosen. In: Höhmann, U. (1995): Pflege-diagnosen – Irrweg oder effektives Instrument professioneller Pflegepraxis. Eschborn.

Warren, J.: NANDA and Nursing Diagnoses: Past, present and a vision of the future. PR-internet (1999) 11: 268–274.

Wiegand, M. L.: Diagnostik in der Pflege. Mitteilungen Evg. Fachverband für Kranken- und Sozialpflege. Stuttgart (1996) 10: 22–26.

Wittig, O.; Bauer, S.: Pflegediagnosen in der deutschen Krankenpflege. Die Schwester/Der Pfleger. 36 (1997) 12: 1029–1034.

Wittig, O.; Lücke, U.: Pflegediagnosen. Eine Vorbehaltstätigkeit für Krankenpflegepersonal oder ein Instrument professioneller Pflegepraxis. Essen 1996.

Zusammenstellung: Jürgen Georg

Anschriftenverzeichnis

Pflegeklassifikationen und alles, was damit zu tun hat – Definieren, Standardisieren, Validieren –, befinden sich derzeit noch in der Entwicklung. Leser dieses Buches über Pflegeklassifikationen sollten die Möglichkeit haben, sich über die neusten Entwicklungen auf diesem Gebiet zu informieren. Darum folgen hier die wichtigsten Anschriften, wenn möglich mit den Namen der Kontaktpersonen.

Diese Adressen und Namen sind noch aus einem anderen Grund aufgeführt. Pflegeklassifikationen und alles, was mit ihnen zu tun hat, entwickeln sich auch – vielleicht hauptsächlich – dank der Kommentare derjenigen, die sich mit dieser Materie in der täglichen Pflegepraxis, im Unterricht, im Management und in der Forschung beschäftigen. Leser können ihre Meinung den folgenden Personen und/oder Einrichtungen vortragen:

Mit Bezug auf alle in diesem Buch beschriebenen Klassifikationen

Redaktion *Handboek Verpleegkundige Diagnostiek, Interventies en Resultaten*, z. Hd. v. Drs. N. Oud, Mw.drs. M. Kastermans
p/a Bohn Stafleu Van Loghum
Postbus 246
NL-3990 GA Houten
Tel.: 0031-30-639 5812
Fax: 0031-30-635 0903
E-Mail: i.nijkamp@bsl.nl

Mit Bezug auf NANDA, NIC und NOC

North American Nursing Diagnosis Association (NANDA)
1211 Locust Street
Philadelphia, PA 19107, USA
Tel.: 001-215-545 8105
Fax: 001-215-545 8107
E-Mail: nanda@nursecominc.com

Nursing Interventions Classification (NIC)
Iowa Intervention Project
College of Nursing
The University of Iowa
315 Nursing Building
Iowa City, IA 52242-1121, USA
Tel.: 001-319-3357051
Fax: 001-319-3359990/6820
E-Mail:
classification-center@uiowa.edu/nic

Nursing Outcomes Classification (NOC)
Lori Penaluna, Project Director NOC
Center for Nursing Classification
412 NB, College of Nursing
The University of Iowa
Iowa City, IA 52242-1121, USA
Tel.: 001-319-335-7051/353-5414
Fax: 001-319-335-7106
E-Mail: lori-penaluna@uiowa.edu
http//www.nursing.uiowa.edu/noc

Association for Common European Nursing Diagnoses, Interventions and Outcomes (ACENDIO)
Anne Casey, ACENDIO secretary
The Royal College of Nursing
20 Cavendish Square
GB-London, W1M 0AB
Tel.: 0044-171-409-3333
Fax: 0044-171-647-3431
E-Mail: anne-casey@rcn.org.uk

Drs. N.Oud
Broens & Oud, Maatschap voor Consult en Training
Hakfort 621
NL-1102 LA Amsterdam ZO
Tel.: 0031-20-409-0369
Fax: 0031-20-409-0363
Mobile: 0031-653-941506
E-Mail: nico.oud@gironet.nl

Schweizer Netzwerk Pflegediagnosen
WE'G Weiterbildungszentrum für Gesundheitsberufe SRK
Mühlemattstrasse 42
Postfach
CH-5001 Aarau
Tel.: 0041-62-837 58 58
Fax.: 0041-62-837 58 60
www.weg-edu.ch
E-Mail: info@weg-srk.ch

Mailingliste über Klassifikationssysteme in Gesundheitswesen
E- Mail: HealthClari@sams.ch

Verlag Hans Huber
Lektorat: Pflege:
z.Hd.: Jürgen Georg
Länggass-Strasse 76
CH-3000 Bern 9
Tel.: 0041-31-300-45 48
Fax: 0041-31-300-45 93
E-Mail: georg@hanshuber.com

Österreichisches Netzwerk Pflegediagnosen
NÖ Landesakademie
Höhere Fortbildung in der Pflege
St. M. Restituta-Gasse 12
A-2340 Mödling
Tel.: 0043-2236-204-190
Fax.: 0043-2236-204-196
http://www.noe-lak.at/pam/fs-pam.html

Mit Bezug auf die ICIDH

Dr. T. Bedirhan Üstün, Acting Chief, EAC
Division of Mental Health and Prevention
of Substance Abuse World Health
Organization
CH-Genf
Tel.: 0041-22-791-3609
Fax: 0041-22-791-4885
E-Mail: ustunt@who.ch
ICIDH-2, Beta-draft 1:
http://www.who.ch/icidh

Mw.drs. J. Halbertsma und drs. H. Ten
Napel, Projectcoördinator/Classificatie-
consultant WHO Collaborating Centre for
the ICIDH CVTV/RIVM *Centrum*
Volksgezondheid Toekomst Verkenning
(cVTV)
Rijksinstituut voor Volksgezondheid
en Milieu (RIVM)
Postbus 1
NL-3720 BA Bilthoven

Tel.: 0031-30-274-4276/2039
Fax: 0031-30-274-4450
E-Mail: who.cc.icidh@rivm.nl
Internet: http://www.rivm.nl
Besuchsanschrift:
Antonie van Leeuwenhoeklaan 9
Gebäude G9 Zimmer 113
NL-3721 MA Bilthoven

Academisch Medisch Centrum
Concern Staf Patiëtenzorg
Postbus 22660
NL-1100 DD Amsterdam
z. Hd. von
Drs. Y. van der Brug
Prof. dr. R. de Haan
Tel.: 0031-20-566-3706/8517
Fax: 0031-20-6912683/9854
E-Mail: Y.vanderBrug@amc.uva.nl

Mit Bezug auf die ICNP

ICN Headquarters
Fadwa A. Affara, Nurse Consultant
3, place Jean-Marteau
CH-1201 Genf
Tel.: 0041-22-908-0100
Fax: 0041-22-908-0101
E-Mail: icn@uni2a.unige.ch
E-Mail: ghn@diss.dk
Internet: http://www.icn.ch/icnp.htm

NU 91
Dhr. Ted Kraakman
Postbus 6001
NL-3505 PA Utrecht
Tel.: 0031-30-296-4144
Fax: 0031-269-3904
E-Mail: tk.@nu91.nl

Deutsche ICNP-Nutzergruppe
c/o Dr. Frank Dörre
Tumorzentrum Dresden am
Universitätsklinikum Carl Gustav Carus
der Technischen Universität Dresden
Fetscherstr. 74
D-01307 Dresden
Tel.: 0049 351-31 77 302
Fax: 0049 351-31 77 303
doerre@imib.med.tu-dresden.de

Mit Bezug auf Pflegeinformatik

Nightingale und Telenurse
HISCOM bv
Mw.drs. Fabienne Eurlings
Sector Experimentele Ontwikkeling
Schipholweg 97
Postbus 901
NL-2300 AX Leiden
Tel.: 0031-71-525-6732
Fax: 0031-521-9856/-6675
E-Mail: feurlings@hiscom.nl

Nightingale project
http://www.dn.uoa/nightingale

Telenurse
G. H. Nielsen und R. A. Mortensen
Dansk Institut for Sundheds- og Sygepleje-
forsking, DIHNR
Fensmarkgade 3
DK-2200 Kopenhagen N
Tel.: 0045-31-394-066
Fax: 0045-31-390-331
E-Mail: dihnr@inet.uni-c.dk
http://www.nethotel.dk/dihnr

GINO bv
Dhr. E. W. Wolffensperger
A. Deusinglaan 1
NL-9713 AV Groningen
Tel.: 0031-50-363-6271
Fax: 0031-50-363-3037
E-Mail: a.c.de.wit@med.rug.nl

Causa, Fontys Hogescholen
Postbus 374
NL-5600 AH Eindhoven
Tel.: 0031-877-875-933
Fax: 0031-40-243-5274
E-Mail: causa@fontys.nl
http://www.fontys.nl/causa/
Besuchsanschrift:
Ds. Th. Fliednerstraat 2
NL-5631 BN Eindhoven

Mailing Liste Gesundheitsinformatik
widmerr@smb.sams.ch

NURSING Data Schweiz
Anne Berthou
Institut de santé et d'économie (ISE)
Bugnon 21
CH-1005 Lausanne (Suisse)
Tel.: 0041 21 314 73 95 (ligne directe)
0041 21 314 74 00 (secrétariat)
Fax: 0041 21 314 74 04
E-Mail: Anne.Berthou@hospvd.ch
Internet: http://www.hosp.vd.ch/public/
ise/nursingdata/

Mit Bezug auf dieses Buch

Uitgeverij KAVANAH
Eemster 2
NL-7791 PP Dwingeloo
Tel.: 0031-521-59 35 98
Fax: 0031-521-59 35 78

Dr. Harry van der Bruggen
Universiteit Maastricht
Vakgroep Verplegingswetenschap
PB 616
NL-6200 MD Maastricht
Tel.: 0031-43-388-1562
Fax: 0031-43-367-1004
E-Mail: H.vanderBruggen@zw.unimaas.nl

Verlag Hans Huber
Lektorat Pflege: c/o Jürgen Georg
Länggass Strasse 76
CH-3000 Bern 9
Tel.: 0041-31-300 45 48
Fax: 0041-31-300 45 93
E-Mail: georg@hanshuber.com

Fachzeitschrift – Pflegediagnosen <engl.>

Nursing Diagnosis – Quarterly
The Journal of Nursing Language and
Classification
(Official Publication of the NANDA)
Nursecom
1211 Locust Street
Philadelphia PA 19107
Fon: 800/242-6757 (national)
Fon: 215-545-8105 (international)
Fax: 215-545-8107
E-Mail: timothy.bower@nursecominc.com
Internet: www.nursecom.com

Sachwortverzeichnis

M. E. Doenges / M. F. Moorhouse

Pflegediagnosen und Maßnahmen

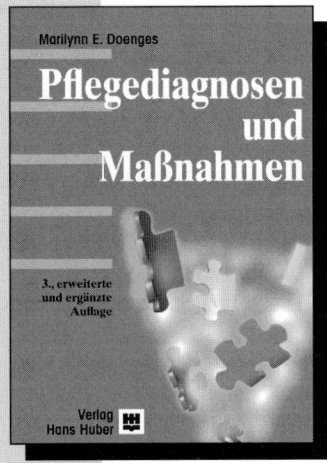

Unter Mitarbeit einer Expertengruppe
von Chris Abderhalden u.a. aus dem
Amerikanischen übersetzt.
3., überarb. u. erg. Aufl. 2002.
Etwa 688 S., 2-farb. Abb., 2 Tab., Kt
etwa € 39.95 / CHF 69.00
(ISBN 3-456-82960-4)

Doenges / Moorhouse – das erfolgreiche und
praktische Handbuch zur Pflegeplanung – liegt
nunmehr in der 3., vollständig überarbeiteten
und erweiterten Auflage vor. Es hilft den
Pflegenden, Kennzeichen und Merkmale von
Pflegediagnosen zu erkennen, Ergebnisse der
Pflegeanamnese zu ordnen und Pflegeprobleme in einer einheitlichen Terminologie
zu benennen. Ferner bietet es wissenschaftlich begründete Pflegemaßnahmen zur Lösung dieser Probleme und Maßnahmen zur
Patientenschulung und Entlassungsplanung. Alle bis 1998 von der
NANDA anerkannten Pflegediagnosen werden mit ihren erweiterten
und überarbeiteten Kennzeichen/Merkmalen, Risikofaktoren und
beeinflussenden Faktoren dargestellt. Pflegeziele und Evaluations-
kriterien werden eindeutig benannt sowie Pflegemaßnahmen nach
Prioritäten geordnet angeboten und pflegewissenschaftlich begrün-
det. Über 140 Krankheiten und Gesundheitsstörungen aus den
Bereichen Innere Medizin, Chirurgie, Pädiatrie, Gynäkologie,
Geburtshilfe, Gemeindepflege und Psychiatrie werden mit den damit
assoziierten Pflegediagnosen und den möglichen beeinflussenden
Faktoren dargestellt. Den Abschluss bietet ein umfangreicher
Anhang mit Adressen, Literaturlisten und einer Stellungnahme des
SRK zum Thema «Pflegediagnosen».

Verlag Hans Huber
Bern Göttingen Toronto Seattle

http://Verlag.HansHuber.com

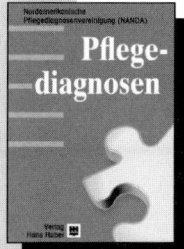

Nordamerikanische Pflegediagnosen Vereinigung (NANDA)

NANDA-Pflegediagnosen

Definition und Klassifikation 2001-2002. Deutschsprachige Ausgabe übersetzt und herausgegeben von Jürgen Georg.
2002. Etwa 208 S., 1 Tab., Kt etwa € 19.95 / CHF 35.90
(ISBN 3-456-83322-9)

Die Mutter aller Bücher zum Thema Pflegediagnosen.

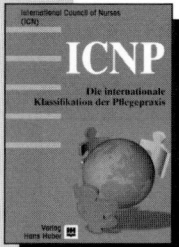

International Council of Nurses (ICN)

ICNP

Die internationale Klassifikation der Pflegepraxis

2002. Etwa 272 Seiten, Abb., Tab., Kt etwa € 29.95 / CHF 49.80
(ISBN 3-456-83669-4)

Erstmalige und einmalige Zusammenfassung und Klassifikation von Pflegephänomenen, Pflegeinterventionen und Pflegeergebnissen, entwickelt und verbreitet vom Weltverband der Pflegenden (ICN).

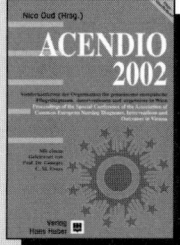

Nico Oud (Hrsg.)

ACENDIO 2002

Sonderkonferenz der Organisation für gemeinsame europäische Pflegediagnosen, -interventionen und -ergebnisse in Wien

2002. 251 S., 16 Abb., 30 Tab., Kt € 34.95 / CHF 59.00
(ISBN 3-456-83825-5)

Neueste Erkenntnisse der Fachsprachen- und Klassifikationsentwicklung in der Pflege in einem Band mit international bekannten Expertinnen auf diesem Gebiet.

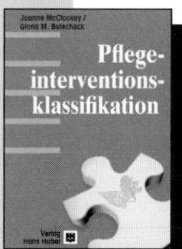

Joanne McCloskey / Gloria M. Bulecheck

Pflegeinterventionsklassifikation

2002. Etwa 1008 S., Abb., Tab., Gb etwa € 69.95 / CHF 110.00
(ISBN 3-456-83298-2)

NIC – die Pflegeinterventionsklassifikation. Alles was Pflegende tun – beschrieben, definiert, standardisiert, kodiert und klassifiziert in einem einzigartigen Werk mit 486 Pflegeinterventionen.

 Verlag Hans Huber Bern Göttingen Toronto Seattle

Mary C. Townsend

Pflegediagnosen und Maßnahmen für die psychiatrische Pflege

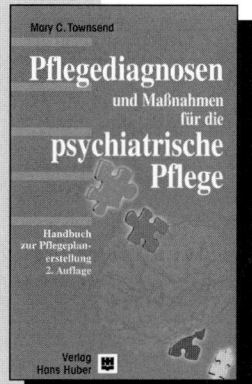

Handbuch zur Pflegeplanerstellung

Aus dem Amerikanischen von Gernot Walter und Thomas Fischer.
2. Aufl. 2000. 777 S., 4 Abb., 18 Tab., flexibel Gb
€ 39.95 / CHF 68.00 (ISBN 3-456-83411-X)

Pflegediagnosen dienen zum Erkennen, Benennen und Behandeln von gesundheitlichen Problemen eines Patienten. In diesem Buch werden den nach DSM-IV gegliederten psychiatrischen Krankheitsbildern die jeweils wichtigsten NANDA-Pflegediagnosen zugeordnet und Pflegemaßnahmen zum Umgang mit diesen Problemen vorgeschlagen. Damit gibt es den Pflegenden die Möglichkeit, ihr berufliches Handeln in der psychiatrischen Pflege sinnvoll zu ordnen, in einer pflegespezifischen Sprache zu beschreiben und zu dokumentieren. Ergänzt wird das Buch durch eine Pflegeanamnese in der Psychiatrie, zahlreiche Hinweise zur Erkennung und Behandlung psychiatrischer Erkrankungen sowie zur Psychopharmakologie.

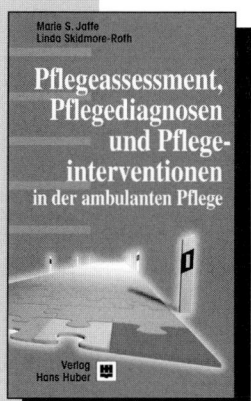

M. S. Jaffe / L. Skidmore Roth

Pflegeassessment, Pflegediagnosen und Pflegeinterventionen in der ambulanten Pflege

Aus dem Amerikanischen von Cornelia Bahlmann.
2000. 736 S., 1 Abb., Kt € 39.95 / CHF 69.00
(ISBN 3-456-83313-X)

Praxisorientiertes Fachbuch zum Einschätzen, Benennen, Planen, Handeln und Beraten in der ambulanten Pflege mit Hilfe von Pflegediagnosen und Pflegeinterventionen.

Verlag Hans Huber
Bern Göttingen Toronto Seattle

http://Verlag.HansHuber.com